남성의 중심

비뇨기과 전문의가 들려주는 남자의 몸 이야기

남성의 중심

고제익 지음

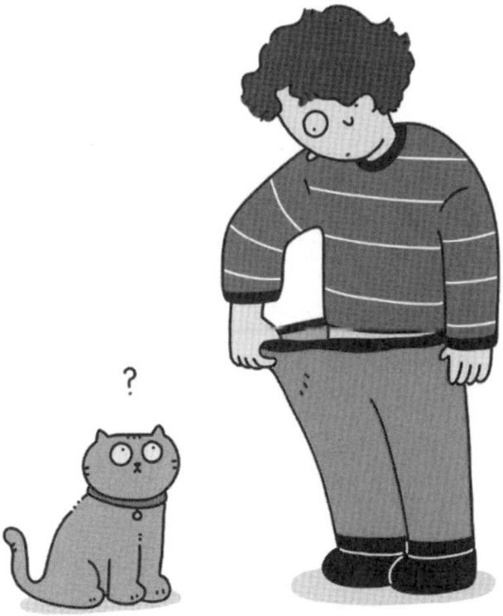

한티재

일러두기

1. 비뇨기과는 공식적으로 비뇨의학과로 명칭이 바뀌었다. 하지만 이 책에선 일반적으로 쓰이고 독자들에게 익숙한 '비뇨기과'란 명칭을 사용했다.
2. 이 책에 등장하는 의학적인 사건들은 모두 사실에 근거하지만, 나이나 생김새처럼 당사자를 추리하거나 특정할 수 있는 요소들은 철저히 편집해 개인 정보가 유출되지 않도록 했다.

시작하며

의학을 주제로 한 글은 대부분 딱딱하고 이해하기 어렵다. 하지만 실제로 있었던 이야기를 바탕으로 다양한 예와 함께 설명한다면 어려운 내용도 쉽게 이해할 수 있다. 생생하게 전달된 지식은 읽은 이의 건강을 지켜 줄 뒷받침이 된다. 이 책은 그런 방식으로 디자인되었다. 비뇨기와 관련된 실화를 먼저 들려주고 그에 대한 의학적인 정보와 설명을 뒤에 덧붙였다. 풍부한 예를 들어 설명하려 노력했고, 나와 대화를 나누는 가상의 친구를 만들어 독자들이 궁금해 할 만한 내용을 대신 물을 수 있도록 했다. 행여 지루해질까 짓궂은 농담도 곳곳에 넣어 두었다. 가볍고 경쾌하게, 무엇보다 이해하기 쉬운 글을 쓰자는 게 책을 쓰기 시작할 때의 다짐이었다.

내 입으로 말하긴 쑥스럽지만, 학생 시절부터 이야기를 재미있게 한다는 평을 많이 들었다. 부모님의 잦은 이사로 아홉 번이 넘는 전학을 해야 했던 나는 새로운 동네에서 외톨이가 되지 않기 위해 이야기꾼이 되어야만 했다. 새로운 곳으로 이사를 하면 동네 가장 붐비는 문방구 앞을 찾아 나섰고, 소복이 모여 있는 아이들을 발견하면 주변을 얼쩡거리다 말을 섞을 기회를 잡아 흥미진진한 이야기를 늘어놓았다. 대부분은 나를 재미있는 아이로 인정해 줬고 나는 그렇게 새로운 동네의 환심을 샀다. (몇 번은 얻어맞았다.) 그러기를 대략 몇 년. 어른에 가까운 나이가 되자 상황을 생동감 있게 묘사한다는 평을 듣기 시작했다. 내 이야기를 듣다 보면 바로 앞에서 그 일이 일어나고 있는 듯한 느낌이 든다는 것이다. 나는 그 재주를 이 책에서 발휘해 보기로 했다. 상황을 생생하게 전달하는 힘. 그것으로 사람들을 비뇨기과 진료실로, 응급실로, 때로는 수술실로 데려가기로 마음먹은 것이다.

그런 이유로 글의 어느 부분이 필요 이상으로 자극적이고 생생하다 느껴질 수도 있을 것이다. 하지만 여기엔 나름의 계산이 있다. 읽기 편하고 거부감이 없는 글은 마음만 먹으면 얼마든지 쓸 수 있다. 하지만 의학 서적의 목표는 독서를 통한 잔잔한 휴식이 아닌 독자를 건강하게 하는 것이다. 알릴 것은 확실히 각인시켜야 한다. 독자가 상황을 빠르게 판단하고 행동에 옮기도록 해야 한다면, 생생한 묘사로 덜컥 겁이 날 만한 글을 써서라도 목적을 이루어야 한다. 그래야만 읽은 것이 쓸모 있는 지식으로 작동할 수 있다. 그래서 의학적으로 강조가 필요한 부분은 일부러 더욱 생생하게 묘사했다. 가령 어느 지루한 의학 서적에 이런 설명이 있다고 치자.

음경 피부가 사람 치아에 손상될 경우 심한 감염으로 진행할 가능성이 있으며, 장기간의 항생제 치료와 상처 소독이 필요할 수 있다.

간결하다. 읽기 쉽고 이론적으로 틀린 말이 없다. 하지만 문장에 생동감이 없다. 흥미를 일으키지 못하고 전달하려는 무언가를 파악하기 어렵다. 상황도 쉽게 이해되지 않는다. 음경 피부가 어떻게 사람 치아에 다친단 말인가? 장기간의 상처 소독은 어떤 불편을 만들까? 이 글만 읽어서는 도무지 감을 잡을 수 없다. 그런데 대부분의 의학 서적은 이런 식으로 쓰여 있다. 굳이 책을 사서 공들여 읽었다 하더라도 음경을 다쳤을 때 병원으로 바로 달려가고픈 마음이 별로 들지 않을 것만 같다. 하지만 상황을 생생하게 묘사하면 반응이 달라진다.

그의 여자 친구는 관계 중에 너무 흥분한 나머지 그의 음경을 아주 세게 깨물고 말았다. 남자는 소리를 질렀지만, 그녀는 그의 눈을 노려보며 한동안 턱에 힘을 풀지 않았다. 대략 5초가 지나 그녀가 입을 뗀 음경에는 이빨 자국이 몇 개 남아 있었고 거기에선 약간의 피가 흘러내렸다. 그는 아프긴 했지만 그녀만큼이나 흥분해 있었기에 상처에 놀라지 않았다. 붉은 피를 본 둘은 오히려 더욱 흥분했고 아까보다 더 격렬하게 하던 일에 집중했다.

음경이 이빨에 다치고 감염될 수 있는 상황이 즉각 이해된다. 설명이 필요 없다. 직관적으로 이해하는 것이다. 어떤 의사가 이 문단을 읽었다면 입 속과 여성 생식기의 세균이 모두 그의 음경 상처로 들어갔음을, 거기에 과격한 물리적 마찰까지 더해졌음을 파악할 것이다. 다음으로 넘어가 보자.

귀찮기도 하고 상처도 심하지 않은 듯해 그는 병원 가는 일을 계속 미루었다. 처음에는 이빨 자국 주변이 다소 발갛기만 하고 말간 진물만 조금 흘러 크게 신경 쓸 정도는 아니었다. 항생제 연고가 있어 주머니에 넣어 다니며 한두 번 발라 보긴 했지만, 심지어 그마저도 잊어버리기 일쑤였다. 하지만 삼 일이 지나자 상황이 달라졌다. 그는 친구들과 밤늦게까지 술을 마시고 잠이 들었다가 음경이 아파서 잠에서 깨어났다. 불을 켜고 바지를 내려 보니 피부에 물이 찬 듯 음경이 통통 부어 있었다. 사람으로

치면 초등학생이 하루아침에 대학생이 된 것 같은 변화였다. 게다가 이빨 자국에선 누런 고름이 흘러내렸다. 상처 주변의 피부는 평소와 달리 붉어져 있었고 그 기운은 사타구니까지 타고 올라가 음모가 난 피부 왼쪽으로 이어졌다. 그는 황급히 휴대전화를 꺼내 밤에 문을 연 응급실의 위치를 검색하기 시작했다.

뭔가 불길한 분위기를 감지할 수 있다. 영화에서 이 장면을 찍는다면 감독은 주인공이 꿈속에서 어둡고 긴 계단을 내려가는 장면을 삽입할지도 모른다. 당연히 하늘은 흐릴 것이고 진부한 영화라면 번개까지 칠지 모른다. 비가 주룩주룩 쏟아지기 시작하면 주인공이 고통스러워하며 음경에서 고름을 죽죽 짜내는 것이다. 이런 글을 읽으면 독자는 당연히 서늘함을 느낀다. 음경 피부를 다쳤을 때 빨리 병원에 가지 않으면 큰일 난다는 것을 본능적으로 감지한다. 이런 스산한 밑바탕이 깔리면 그때 결정타를 날린다. 주인공이 응급실을 통해 비뇨기과로 입원해서 며칠째 항생제 치료와 상처 소독을 받고 있다고 생각하고 다음 글을 보자.

상처를 소독할 도구들이 준비되었다. 나는 그에게 깨끗한 수건이 있냐고 물었다. 여자 친구로 보이는 보호자가 아무것도 모르는 말간 표정으로 트렁크 가방에서 하얀 수건을 꺼내 주었다.

난 그녀에게 그가 마실 음료수나 간식을 좀 사 오는 게 어떻겠냐고 말했다. 물론 그에게 필요한 것은 간식이 아니었다. 필요한 것은 그녀가 그의 비명을 듣지 않는 것이었다. 그녀는 병실을 나갔고 그와 나, 하얀 수건과 반짝이는 소독 도구가 남았다. 나는 그에게 수건을 입에 물면 치아를 다치지 않을 것이라고 말했다. 그리고 두 손은 철제 침대의 머리를 잡으라고 했다. 아파서 소리를 지르거나 몸을 흔들어도 좋지만, 손만은 밑으로 내리지 말라고 했다. 소독되지 않은 손이 소독된 상처에 닿으면 힘들여 겪은 과정을 그대로 다시 해야 한다고 알려 주었다. 우리는 이 대화를 이미 일주일째 반복하고 있지만 한 번도 이 과정을 빠뜨리지 않았다. 그 설명은 하나의 정해진 과정이었다.

마음의 준비가 끝난 그는 침을 삼키곤 수건을 입에 물고 팔을 올려 침대 머리를 잡았다. 그리고 소독이 시작되었다. 정확히 3분. 그는 고통에 겨워 미친 듯이 좌우로 머리를 흔들다가 입에 문 수건을 다섯 번 정도 놓쳤다. 그때마다 그의 비명이 입원실 복도로 크게 울려 퍼졌다. 고통을 참던 그의 온몸이 빨간색으로 변했고 비처럼 땀이 쏟아졌다. 감염된 상처를 소독하는 순간에는 어디에도 구원이 없다. 마취 주사를 놓아도 효과가 거의 없다. 주사를 놓는 행위 자체가 지독한 통증만 일으키고선 정작 마취 효과는 발휘하지 못하는 경우가 많다. 감염된 상처를 소독할 때 생기는 통증을 줄여 주는 방법은 단 하나. 확실하게 소독하고 빨리 끝내는 것. 오직 그것뿐이다.

힘들게 소독을 마치고 그의 수건을 받아 머리맡에 놓아 주었다. 그리고 고생했다며 위로를 건넸다. 그는 말없이 수건을 뒤집어 온몸의 땀을 닦았다. 다행히 상태가 좋아져 하루 세 번 하던 소독이 내일부터 두 번으로 줄어들 거라고 알려 주었다. 붉은빛에서 본래의 얼굴빛으로 돌아오고 있는 그의 얼굴에 희망 어린 웃음이 희미하게 비쳤다. 소독을 마치고 병실을 나가니 비명에 놀란 다른 환자들이 복도 밖에 모여 있다가 일제히 나를 쳐다보았다. 눈이 마주치자 그들은 하나둘 흩어져 자기 자리로 돌아가기 시작했다. 그때 사람들 사이를 비집고 짧은 청반바지를 입은 그의 여자 친구가 나타났다. 그녀는 밝은 표정으로 나에게 인사하곤 그의 방으로 들어갔다. 손에는 노랗게 잘 익은 참외가 한 봉지 들려 있었다.

누구나 구강성교 중에 음경 피부를 다칠 수 있다. 상처는 간단히 나을 수도 있지만, 경우에 따라선 위중한 감염이 발생할 수도 있다. 심한 당뇨나 간질환이 있다면 의사마저 당황할 만큼 심각한 상황에 닿기도 한다. 하지만 이 글을 한 번이라도 읽은 사람이라면 이빨에 음경을 다쳤을 때 미루지 않고 병원을 찾을 것이다. 얼른 소독하고 항생제를 처방받아 큰 병이 되는 것을 막을 것이다. 다치는 과정과 그로 인해 일어날 수 있는 일, 그리고 그 일이 일어나면 겪게 되는 고통을 모두 알기 때문이다. 읽을 때 느낀 두려움이나 강한 인상이 독자를 두고두고 지켜 주는 것이다. 그러니 필요 이상으로 생생하게 묘사가 되어 있다고 인상 찌푸리지 않았으면 한다. 그저 '저자가 이 부분을 무척 강조하고 싶구나' 하는 마음으로 너그럽게 받아들여 주면 좋겠다.

시작하는 글을 읽다 이런 생각이 들지도 모른다. '아니, 이 의사는 책의 시작부터 낯 뜨거운 구강성교와 고문에 가까운 소독 이야기를 꺼내 독자를 민망하게 하고 겁먹게 할까?' 하지만 이 책은 이런 이야기로 가득 차 있다. 어린 시절 즐겨 보던 〈퀴즈 탐험 신비의 세계〉(KBS에서 1981년부터 2004년까지 제작한 동물과 자연 관련 퀴즈 프로그램)를 떠올려 보자. 그 프로그램에선 사자가 살아 있는 사슴을 서슴없이 뜯어 먹는다. 사자의 입에는 피가 흐르고 사냥당한 짐승의 뼈와 근육이 고스란히 드러난다. 그런 그로테스크함은 다른 어떤 프로그램에서도 찾아볼 수 없었다. 만약 〈6시 내 고향〉이나 아침 드라마에서 그런 장면이 나왔다면 방송국으로 항의 전화가 빗발쳤을 것이다. 하지만 시작점에서 이 프로그램이 무엇인지 미리 알려 주면 상황은 달라진다. 화면 가운데를 목도리도마뱀이 휘리릭 가로지르고 〈퀴즈 탐험 신비의 세계〉의 주제가가 우와우와 울려 퍼지면 시청자의 마음은 준비 상태가 된다. 들어가는 화면이 바뀌자마자 쥐를 여우가 삼키고, 쥐를 문 여우를 표범이 뜯어 먹어도 우리는 별 생각 없이 그걸 틀어 두고 저녁밥을 먹는다. 그래서 나는 하나의 예를 서론에서 보여 준 것이다. 앞으로 어떤 이야기가 이어질지 미리 보여 줌으로써 책의 성격을 알리고자 한 것이다.

이 책은 많은 사람이 그 필요성을 의심하고 있는 포경수술에서 출발한다. 어느 노인의 일화를 통해 전문가가 생각하는 포경수술의 진정한 의미를 전달하고자 했다. 요도에 관한 정보는 물리적 손상에 관한 두 가지 에피소드를 바탕으로 자세히 준비했다. 비뇨기과의 여러 영역 중 거의 알려지지 않은 요도는 손상되면 무척이나 심각한 합병증이 발생하는 데다 오줌 눌 때 느껴지는 다양한 증상들의 원인이 되는 기관이기에 심도 있게 다루고 싶었다.

고환에 대한 정보 또한 다양하게 준비했다. 흔히들 고환은 맞으면 무척이나 아픈 기관 정도로만 알고 있다. 하지만 심각한 고환 손상은 임신 능력에 큰 영향을 미친다. 고환의 연약한 구조가 망가지거나 항정자항체가 발생할 수 있다. 청소년기 이전의 고환 통증은 때론 고환 하나를 잃게 되는 심각한 질환으로 이어질 수도 있다. 아들을 둔 부모라면 포경수술 이야기와 고환 파트를 주의 깊게 읽어 주길 권하고 싶다.

음모라는 신체 부위는 사실 우리 생활에 큰 영향을 미치지 않지만, 음모 아래 피부에 발생할 수 있는 바이러스 감염증은 여러 방면에서 이슈가 되고 있다. 요즘은 많이 줄었지만 사면발니

감염증도 아직 종종 마주하게 된다. 인유두종 바이러스와 헤르페스 바이러스, 그리고 음모에 생기는 감염성 질환이 궁금하다면 이 파트를 주의 깊게 살펴보길 바란다.

음경의 핵심 기능인 발기에 대한 정보는 트리믹스라는 강력한 발기 유발 주사에 관한 에피소드와 함께 준비했다. 최근 발기력을 높이기 위해 이 주사가 무분별하게 사용되고 있음을 걱정하는 마음에 발기의 원리에 더해 주사약의 부작용을 상세히 설명했다. 발기력에 대한 궁금증을 가진 독자라면 이 부분을 유심히 읽어 보길 바란다.

마지막은 음경을 무분별하게 크게 만들고자 하는 사람들과 이를 이용해 불법 시술을 자행하는 사람들의 이야기다. 커다란 음경에 대한 남성들의 선망은 기원전으로 거슬러 올라갈 만큼 긴 역사를 자랑한다. 적지 않은 수의 남성들이 음경의 크기에 집착하고 여러 방법으로 그 크기를 키우려 한다. 마지막 파트에선 정상적인 음경의 크기가 어느 정도인지, 불법적인 시술을 통한 음경 확대가 어떤 부작용을 일으킬 수 있는지 자세히 설명했다.

이 책 본문에 실린 그림들은 모두 내가 직접 그렸다. 전문 일러스트레이터를 통해 더 높은 품질의 그림을 준비하는 것도 좋겠지만, 과외 선생님이 연습장에 그림을 그려 가며 하나하나 자세히 설명하듯 처음부터 끝까지 내 손으로 지식을 전달하고 싶어 이런 시도를 했다. 독자들의 이해에 도움이 되면 좋겠다.

다른 진료 과목보다 비뇨기과에 대한 정보는 아직도 많이 알려져 있지 않다. 대부분 부끄럽게 여겨 사람들이 서로 이야기를 나누지 않기 때문이다. 생식기에 관한 것이기에 공영 방송에서 다루지 못하는 이유도 크다. 게다가 사람들은 비뇨기과에 가는 것도 힘들어 한다. 비뇨기과 간판이 걸린 공간 안에 들어서서 간호사에게 자기 이름을 말하고 대기실에 홀로 앉아 있는 것을 부끄럽게 여긴다. 그래서 세상에는 효과 없는 영양제와 민간요법, 불법 시술이 넘쳐 난다. 이런 사람들에게 올바른 지식과 대처법을 전달하는 일을 이 책으로 시작하려 한다. 이 책을 통해 독자들이 잘못된 정보로 불안해 하지 않고, 사랑하는 사람을 아프게 만들지 않고, 쓸모없는 물건에 현혹되지 않았으면 좋겠다.

자, 이제 생생한 골반 속 세상으로 떠나 보자. 건강과 쾌락과 평화가 이 책을 읽는 당신의 중심에 단단히 깃들길 기원하며, 이제 시작!

차례

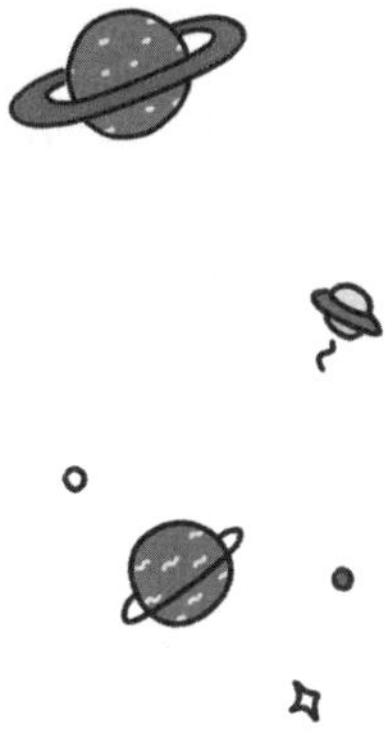

노인의 부탁

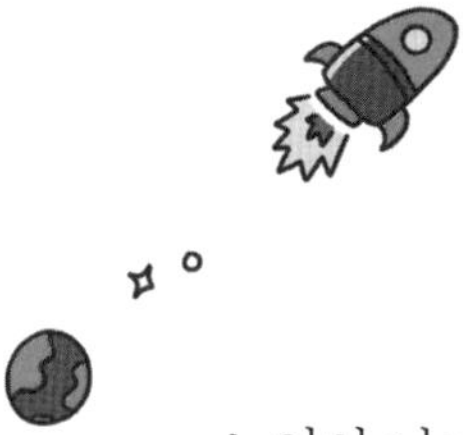

노인의 나이는 76세였다. 허리가 곧고 차림이 말끔하며 눈빛도 맑았다. 곧 팔순을 앞둔 노인이라 보기 어려웠다. 자기 관리를 하지 않는 중년보다도 인상이 깨끗했다. 걷는 속도, 문을 여닫는 동작, 의자를 정돈해 살포시 앉는 모습에서 정갈한 삶이 배어났다. 꾸밈새를 신경 쓰는 타입은 아니었다. 수수했고 단정한 사람이었다. 기품 있게 늙어 버린 시인 같은 인상이었다. 병원을 들른 이유를 묻자 그는 대답했다.

포경수술을 받으러 왔습니다.

아직 포경수술을 받지 않으셨군요. 위생 관리가 힘들어져서 그러시나요?

그런 건 아닙니다. 그저 수술이 받고 싶을 뿐입니다.

특별한 이유 없이 포경수술을 원하는 성인은 잘 없는데요?

저는 나이가 들어서도 몸을 깨끗이 하는 편입니다. 씻기가 귀찮다거나 더러워져서 수술을 받는 것은 아닙니다. 그저 그 수술이 필요해서 받는 것입니다.

그럼 한 가지만 더 여쭙겠습니다. 귀두나 포피에 염증이나 습진이 생겨서 그런 건 아니신가요? 피부에 질환이 있으면 수술 상처가 잘 아물지 않기에 미리 약을 쓰고 수술을 받으셔야 결과가 좋습니다.

그런 질환은 없습니다. 나이가 드니 뒤로 젖혀졌던 피부가 다시 돌아오긴 했습니다. 자연 포경이라 부르는가? 그런 게 사라졌습니다.

연세가 드시면 남성호르몬이 감소하면서 음경이 작아집니다. 그렇게 되면 뒤로 젖혀졌던 포피가 앞으로 내려옵니다.

그렇군요. 여하튼 저는 포경수술 그 자체를 원해서 방문했습니다.

알겠습니다. 바로 준비하겠습니다.

환자는 아스피린이나 혈액 관련 약을 먹고 있지 않았고, 특별한 약물 알레르기도 없었다. 일흔여섯이라는 숫자에 걸맞은 여러 성인병과 노인병 중에 어느 하나도 갖고 있지 않았다. 내가 나이가 들어도 이 사람 같기는 어려울 거라는 생각이 들었다. 수술 동의서를 준비해 수술 방법과 소요 시간, 일어날 수 있는 부작용을 설명했다. 충분한 설명을 들은 그는 서류 하단에 이름과 주소를 적고 사인을 했다.

그는 수술실로 들어와 바지를 벗고 수술대에 누웠고 준비를 위한 소독이 시작되었다. 노인들이 옷을 벗으면 그 나름의 공통된 체취가 난다. 중년이 지나면 몸에서 분비되는 땀과 기름 성분이 달라지기 때문이다. 그는 그것마저 없었다. 몸을 씻자마자 세탁한 옷을 입고 바로 병원에 왔다는 뜻이다. 여러모로 철저한 사람이었다.

수술이 준비되고 마취를 시작했다. 두 개의 절개선을 그어 수술을 시작했다. 노화로 인해 음경 피부 아래의 혈관들이 다소 굵어진 상태였다. 출혈의 가능성이 큰 혈관들은 전기 소작만으로는 완벽한 지혈이 어렵다 보니 일일이 실로 묶어 가며 꼼꼼히 수술을 진행했다. 과정의 절반에 이르렀을 무렵 노인은 입을 열었다.

의사 양반, 내 이야기를 좀 들어 주시겠소?

네, 편히 말씀하세요. 가벼운 대화는 가능합니다.

어제 말이지, 내 친구를 찾아 요양병원이란 곳엘 갔었소.

친구분께서 편찮으신가요?

녀석은 중풍을 앓고 있다오. 쓰러지고 줄곧 대학병원에 있다가 얼마 전 요양병원으로 옮겼다기에 찾아가 봤지. 다행히 정신은 멀쩡하더군. 그런데 오른쪽 몸을 전혀 쓰질 못해. 우리 나이에 풍이란 게 올 사람에게는 오더라만, 그 녀석은 유달리 심해서 손은커녕 어깨도 들어 올리지 못하더군.

친한 친구신가요?

무척 친하지. 어릴 때부터 지금까지 같은 곳에서 태어나 한 곳에서 살고 있었으니.

오랜만에 보셨을 텐데 대화는 많이 나누셨나요?

병원에서 나누는 늙은이들 이야기가 다를 게 있나. 그저 "몸은 좀 어떠냐?" "밥은 입에 맞느냐?" 뭐 그런 것이지. 다만 궁금한 걸 하나 물어봤어. 이렇게 되고 보니 뭐가 젤 불편하냐고. 솔직히 그런 일이 나에게도 생길 수 있지 않소. 정신은 멀쩡한데 반신을 쓸 수 없을 때의 기분을 나도 어느 정도는 알고 있어야 할 것 같아서 말이야.

어떤 점이 가장 불편하다시던가요?

포경수술을 하지 않은 게 가장 불편하다더군. 뜻밖이었어.

어떤 이유였을까요? 제가 듣기에도 무척 뜻밖인데요.

요양병원에 있으니 웬만한 것은 병원에서 해결해 준답디다. 음식은 포크로 먹으면 그만이고, 산책도 시간에 맞춰 휠체어로 시켜 준다고. 그런데 문제는 씻을 때야. 아직은 혼자 몸을 씻을 수가 없거든. 앞으로도 없을지도 모르지. 그래서 자원봉사단이나 병원 도우미가 몸을 씻겨 주는데 이 친구가 포경수술 받지 않은 걸 생각하지 않고 거기를 까서 속까지 씻어 주지는 않더란 거야. 그런데 입원 기간이 어디 한두 날이냔 말이오. 찌꺼기가 쌓이니 따끔따끔하고 찝찝한 기분이 하루 종일 든다더군. 게다가 냄새가 계속 난답디다. 의사나 간호사가 맡을 정도는 아닌데, 혼자 가만히 병상에 누워 있으면 코를 찌르는 정도로 말이지. 찌릉내가 솔솔 올라온다는 거야. 아시겠지만 병원 인력의 대부분은 여자라오. 그러니 그런 부탁은 꿈에도 못 하지. 게다가 녀석은 남자에게라도 그런 부탁을 할 타입이 아니야. 그 친구나 나나 몸이 지저분한 것과 남에게 피해 주는 것을 무척 괴로워한다오. 고추가 지저분한 것도 괴로울 테지만, 그걸 남에게 보이는 것도 무척 고통스러워. 그 녀석은 포경수술 하지 않은 불편을 누구보다 혹독하게 겪고 있는 것이지. 녀석은 자식들도 다 외국에 가 있어요. 그 녀석 고추를 손으로 까서 속을 씻어 줄 정도의 가까운 사람이 없다는 뜻이야. 얼마나 답답하고 곤란한 일이란 말이오.

듣고 보니 정말 그렇군요. 저는 어르신들께서 포경수술을 받으러 오면 굳이 이 수술이 필요할까 하는 생각을 많이 했습니다. 특히 어르신처럼 피부 질환도 없고 위생도 철저한 분들을 보면요. 그런데 듣고 보니 그런 것만도 아니군요. 충분히 대비할 이유가 있어 보입니다.

그래서 내가 그 녀석을 부축해서 병원 목욕장에 데려가서 속을 깨끗이 씻어 주었어. 원래는 그러면 안 된다는군. 미끄러져 다치면 병원 측의 실수가 된다고. 그래도 그냥 데려가 씻어 줘 버렸어. 얼마나 괴롭겠냔 말이야. 그 녀석은 민망해 하면서도 무척 후련하다더군. 그러곤 얼른 내게 수술을 받으라고 했어. 내가 수술받지 않은 걸 녀석도 알거든. 의사 양반, 나는 그 녀석처럼 외국 가 있는 식구도 없다오. 지금껏 자식이 없고 아내는 나보다 일찍 가 버렸지. 이 세상에 나뿐이야. 게다가 하나 있는 친구 놈은 이제 오른팔도 못 써. 그래서 날이 밝자마자 바로 선생을 찾아온 거야. 부디 청결히 살 수 있게 잘 좀 부탁한다오.

노인의 부탁에 가슴이 먹먹해지고 말았다. 말을 이어 갈 수가 없었다. 꼼꼼히 봉합을 마친 후 조심해서 가시라는 인사를 드리곤 잠시 생각에 잠겼다. 오래 산다는 것은 언제나 좋은 것일까. 혼자 남겨지는 것, 그리고 그 속에서 서서히 망가져 갈 것에 대해 준비하는 마음은 어떤 것일까. 나에게 팔순은 어떤 모습으로 다가올까. 결론을 내리기 어려운 힘든 주제와 맞닥뜨릴 때마다 늘 그래 왔듯 그날 저녁 나는 많은 술을 마셨다. 긴 시간 노력한 끝에 생각이란 걸 할 수 없는 상태에 도달했고 깊고 긴 잠을 잤다.

그날 이후로 나는 노인들이 포경수술을 하러 찾아오면 이유를 묻지 않는다. 피부 상태만 파악해서 수술의 적기를 고르고 가능하면 빠른 시일 안에 수술해 드린다. 예약이 몰리면 젊은이들의 포경수술은 한 달 이상 밀릴 때도 있지만, 노인들의 포경수술은 의도적으로 지체 없이 진행한다. 이 원칙은 지금도 지키고 있다.

"포경수술은 꼭 해야 하나요?"

비뇨기과 전문의로 살아오면서 이 질문을 얼마나 많이 들었는지 모른다. 포경수술은 위생만을 이유로 권해지는 것이 아니다. 질병을 넘어 종교, 문화, 심지어 각국의 건강보험 환경에도 영향을 받는다. 나는 포경수술을 무조건 권장하는 의사가 아니다. 수술의 장단점을 알고, 수술이 필요한 사람을 신별할 수 있는 기술을 가졌을 뿐이다. 그런 입장에서 개인적인 의견을 정리하면 이렇다. 몇 가지의 질병을 이유로 수술이 꼭 필요한 사람들이 실제로 존재한다. 이런 사람들은 의사의 판단에 따라 수술을 받는 편이 좋다. 그렇지 않으면 생활의 불편을 넘어 건강을 위협하는 큰 질병이 생기기 때문이다. 의학적으로 필요하지 않더라도 위생적인 장점을 고려해 수술을 선택하는 이들도 있다. 나쁜 냄새가 나지 않고 성병이나 세균, 바이러스 감염이 덜 생긴다는 이유에서다. 이런 장점들은 연구를 통해 과학적으로 입증되었다. 하지만 위생 관리에 철저하고 성 상대자가 한 명뿐이라면 무시할 수 있는 장점이다. 질병 때문에 수술이 꼭 필요한 사람은 의사가 수술을 결정해 주면 되고, 질병 예방과 위생 관리를 위해 수술을 원하는 사람은 본인 의지로 결정하면 되는 것이다.

"포경수술을 한다면 언제 하는 것이 좋은가요?"

수술이 필요하다 여겨지면 당연히 이 질문이 따라온다. 개인적인 판단이지만 의학적으로 꼭 필요하지 않다면 초등학생의 포경수술은 말리는 편이다. 겁이 많은 중학생도 마찬가지다. 이 또래의 아이들은 아직 위생에 관한 판단과 성에 대한 인식이 부족하다. 부모가 포경수술의 장점에 대해 구체적으로 설명하더라도 아이가 제대로 이해하지 못한다. 게다가 포경수술은 장점만 있는 수술이 아니다. 부작용이 있다. 다행히 아이가 초등학교 시기를 넘겨 충분히 성장한 시점에 수술을 하면 이런 부분을 많이 줄일 수 있다.

포경수술의 가장 큰 부작용은 통증이다. 대부분이 이를 당연하다 여기는데 그렇지 않다. 수술받는 시기를 잘 고르면 통증의 정도를 조절할 수 있다. 남자아이들은 태어날 때 절반 이상이 포피와 귀두가 달라붙어 있다. 이를 '포피 유착'이라고 부른다. 이는 서서히 분리되어 중학생 정도가 되면 대부분 떨어진다. 그런데 포경수술은 포피를 제거해 귀두를 노출하는 수술이다. 유착이 보이면 당연히 억지로 벗겨야 한다. 그러면 귀두 표면에 포피를 떼어 낸 자리가 생긴다. 문제는 이 자리가 아직 밖으로 드러날 준비가 되지 않았기에 노출되면 엄청난 통증이 생긴다는 것이다. 강한 산에 화상을 입을 때와 비슷한 정도의 고통이다. (저절로 떨어지면 미세하게 분리되기에 이런 통증이 거의 생기지 않는다.) 일반적인 포경수술 상처는 하루 이틀이면 통증이 사라진다. 하지만 유착을 떼어 낸 피부는 일주일이 지나도 통증이 사라지지 않는다. 이런 이유로 어린 초등학생이 포경수술을 받으면 고추 위에 종이컵을 차고도 일주일을 힘들어 한다. 반면 고등학생들은 수술 다음 날 학원을 가는 경우도 있다. 귀두의 유착을 강제로 떼어 내지 않아 통증이 미미하기 때문이다.

억지로 시행한 포경수술은 심리적 상처를 남길 수도 있다. 요즘 아이들은 일의 결정에 있어 본인의 의지를 무척 중요하게 여긴다. 기성세대처럼 어른이 때리면 맞고 화내면 참는 세대가 아니다. "우리 아들은 지금 뭐가 하고 싶어?"라고 물으며 어릴 때부터 의사를 존중해서 키운 아이들이 대부분이다. 지금의 아이들에게 통증이 수반되는 수술을 권한다면 왜 필요한지를 먼저 알려 주는 것이 순서다. 이해하지 못한다면 성장할 때까지

기다려 줘야 한다. 끝까지 거부한다면 그 결과는 아이의 몫이다. 포경수술은 대상 부위가 음경이다. 예민하고 보여 주기 싫은 곳, 가장 개인적인 기관이다. 어른들이 아이들에게 포경을 권하는 나이는 보통 초등학교에서 중학교 사이다. 이 시기는 아이들의 사춘기와 겹친다. 심리적으로 예민한 시기에 원치도 않았던 수술과 일주일이 넘는 혹독한 통증을 겪는다면 이는 아이에게 어떤 영향을 줄까? 전부는 아니더라도 일부의 아이들에겐 마음의 상처로 작용할 것이다. 그리고 이는 수치심이나 성에 대한 반감으로 이어져 성인기 원만한 성생활에 문제를 일으킬 수 있다.

포경수술의 다른 부작용은 디자인이 실패할 경우 지속적인 불편이 생긴다는 점이다. 피부를 과하게 제거하면 발기할 때 당길 수 있고, 적게 제거하면 수술한 효과를 거의 누리지 못한다. 이런 일이 벌어지지 않게 정확히 디자인하려면 아이들이 충분히 성장한 상태인 것이 좋다. 음경은 개인에 따라 발기하지 않은 상태의 세 배까지 커지기도 한다. 성장 후에 하는 포경수술에도 삼배수의 변수가 존재하는 것이다. 그런데 음경이 아직 자라지도 않은 어린 시절에 수술하면 어떨까? 얼마나 자랄지, 얼마나 크게 발기할지, 얼마나 살이 찔지에 따라 다양한 가능성이 생긴다. 물론 그런 부분을 모두 극복할 만큼 음경의 피부는 잘 늘어난다. 어릴 때 멋모르고 수술받은 대부분의 한국 남성들이 지금도 별 탈 없이 지내고 있는 것은 바로 그런 이유다. 하지만 예외가 없는 것은 아니다. 실패한 성형 수술이 있듯 실패한 포경수술도 존재한다. 그러니 이런 경우가 되지 않고 싶다면 의사가 정확하게 디자인할 수 있는 시점, 즉 충분히 성장한 후에 수술받으라 권하고 싶다. 어느 날 목욕탕에 갔더니 아들의 음경이 아빠만큼 굵어져 있고 시커먼 음모가 나타나 '우리 아들이 벌써 다 컸구나!' 싶을 때, 나는 그때가 수술의 적기라고 생각한다.

아이가 어릴 때 적극적으로 포경을 권하고 싶은 입장에서는, 요즘 성생활을 시작하는 나이가 빠른데 포경수술을 미루었다가 나을 수 없는 성병에 걸리면 어떻게 하느냐고 말할 수 있다. 실제로 성병 중에는 나을 수 없는 것이 있다. 어떤 종류의 인유두종 바이러스나 헤르페스 바이러스는 한번 감염되면 평생을 안고 가야 한다. 에이즈 바이러스도 마찬가지다. 하지만 인유두종 바이러스는 예방접종이 있다. 주사를 맞으면 위험도가 높은 특정 바이러스에 면역을 만들어 곤딜로마와 같은 성기 사마귀와 음경암의 위험을 획기적으로 낮춘다. 헤르페스나 에이즈 같은 성병은 콘돔을 통해 많은 부분 예방이 가능하다. 그러므로 그런 부분이 걱정이라면 예방접종과 콘돔 사용에 대한 적극적인 교육으로 대비할 수 있다. (물론 포경수술을 한다고 이런 감염에서 완전히 자유로워지는 것은 아니다. 포경수술을 받은 아이들도 예방접종과 콘돔 사용에 대한 교육이 반드시 필요하다.)

자신의 힘으로 수술에 대해 충분히 고려할 수 있는 나이(대략 고등학생 시기) 이후로는 언제나 포경수술이 가능하다. 포경수술은 반드시 어릴 때 해야 한다고 알고 있는 사람들이 있다. 나이가 들면 하고 싶어도 못 한다는 오해도 있다. 그렇지 않다. 어떤 나이에나 포경수술은 가능하다. 나이가 들면 음경 피부의 혈관이 굵어져 수술하기에 다소 불편하고, 복용하고 있는 약이 많으면 지혈에 영향을 받을 뿐이다. 지금까지의 이야기를 요약하면 이렇다.

포경수술을 결정할 때 고려할 점

1. 포피로 인한 질병 때문에 의사가 수술을 권하는가?
2. 아이가 충분히 성장했는가?
3. 본인이 수술할 의지가 있는가?

개방적인 성문화의 영향으로 각종 성 매개 감염이 증가하고 있다. 임질과 클라미디아 같은 전통적인 성병 균을 넘어 각종 마이코플라스마와 성기 사마귀의 감염 빈도가 해가 다르게 증가하고 있다. 성병에 대한 지식이 다양한 매체를 통해 전파되면서 여성들이 남성에게 포경수술을 권하는 경우도 많아지고 있다. 인간의 기대 수명은 이제 100세를 넘어 그 이상을 바라본다. 포경수술은 단순히 후진국에서나 시행하는 구시대의 잔재가 아니다. 앞으로도 거론되고 필요성이 꾸준히 검토될 수술이다. 지난 십 년간 포경수술을 하면서 알게 되고 느낀 점, 평소에 가지고 있던 포경수술에 대한 지식, 노인들을 수술하면서 느낀 포경수술에 대한 새로운 관점. '노인의 부탁'이라는 이야기를 빌어 이런 것들을 생각해 보았다. 어디까지나 한 비뇨기과 의사의 개인적 의견일 뿐이지만, 포경수술에 대한 다양하고 장기적인 시각이 필요한 누군가에게 의미 있는 정보가 되길 바란다.

귀두와 포피에 대해 알아봅시다

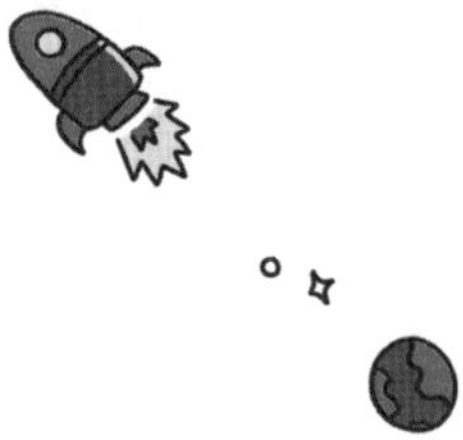

귀두와 요도하열

귀두의 정확한 명칭은 '귀두 음경'이나 일반적으론 '귀두'라고 부른다. 음경 끝의 확장된 부분이며 요도 해면체와 한 몸을 이루고 있다. 귀두는 끝이 좁은 삼각형 모양이다. 뒤쪽 테두리를 귀두관이라 부르며, 귀두와 음경 몸통이 이어지는 부분을 귀두경이라 부른다. 귀두의 앞쪽 모서리 지점에는 1자 모양의 요도구가 위치하고 있다. 요도 입구에서 귀두경 사이에는 음경 아래 부분을 양측으로 나누는 주름 띠가 있는데 이를 '포피소대'(frenulum)라고 부른다. 포피소대는 과거 한때 조루증의 원인으로 오해받아 이 부위를 절개하는 수술 또는 자가 시술이 이뤄

지곤 했으나 최근에는 이와 무관함이 밝혀져 더 이상 그런 시술은 시행되지 않고 있다.

작은 귀두 하나에 참 많은 이름이 붙어 있구나. 귀두 아래 얇은 띠를 포피소대라고 부르는 것도 지금 알았어. 그런데 귀두의 기능은 뭐지?

귀두의 기본적인 기능은 귀두 끝 요도구로 오줌과 정액을 배출하는 거지.

배뇨와 사정의 종착점! 기본적으로 그 기능이 있었네. 그것 말고 다른 기능도 있어? 성관계를 위해서라면 발기를 담당하는 음경 해면체만으로도 충분하잖아. 굳이 귀두가 필요한 다른 이유가 생각나지 않아.

질 속으로 정액만 전달하기 위해서 음경을 잠깐 삽입한다면 귀두는 필요 없을지 몰라. 하지만 인간의 성관계는 그렇게 짧고 단순하지 않아. 부드러운 질 점막을 고려하면, 단단한 음경 해면체에 충격 완화 장치가 필요하지.

귀두가 음경보다 말랑하게 발기하는 건 여성 생식기가 다치지 않게 하기 위해서구나?

여성은 물론 남성의 음경도 보호받아야지 않을까? 작용 반작용의 물리 법칙은 양쪽 모두에 적용되는 거니까. 거기다 귀두는 성적 극치감에 도달하기 위한 중요 기능을 가지고 있어. 귀두의 표면에는 음부 소체라 부르는 감각 신경들이 집중적으로 배치돼 있어. 기전이 명확하지 않지만, 이 신경 센서들이 쾌감과 사정에 관여한다고 알려져 있지.

귀두가 성관계에 있어서 쾌감의 중심이란 걸 잊고 있었네. 남자의 귀두가 여성의 클리토리스와 상동기관이란 걸 어디선가 읽은 적이 있어. 클리토리스가 여성의 성적 극치감의 핵심 기관인 것처럼 귀두도 남자들의 사정과 밀접한 연관이 있겠구나.

귀두는 '포피'라는 얇은 피부에 감싸여 있으며, 발기하면 음경의 크기 변화에 의해 밖으로 드러난다. 포피 안쪽 피부에는 포피선이라는 피지 분비샘이 있다. 피지는 주성분이 지방질이라 세균의 번식이 쉽기에, 위생 관리에 소홀할 경우 악취와 귀두염의 원인이 된다. 때에 따라 기름 성분이 만성적으로 피부를 자극해 습진 같은 알레르기 질환을 일으키기도 한다.

포피가 길고 출구가 좁은 사람이 포피 끝에 반복적인 습진을 앓으면 '포피 협착'이 발생하기도 한다. 포피 협착은 포피 끝 소변 출구가 좁아지는 질환으로, 소변 배설에 방해가 될 뿐 아니라 발기가 되어도 귀두가 밖으로 드러나지 못하게 만든다. 이런 경우 귀두 주변에 노폐물이나 찌꺼기가 쌓여 습진과 귀두 염증의 악순환이 발생한다. 협착이 심해지면 단순 세균 감염을 넘어 요도염이나 방광염으로도 이어진다. 반복되는 염증에 인유두종 바이러스까지 감염된다면 음경 피부에 암세포가 발생해 음경암으로 진행되기도 한다. 그러므로 습진에 의한 포피 협착이 반복되거나 약물 치료로도 해결되지 않으면 포경수술을 고려해야 한다.

포경수술 이야기가 다시 나와서 하는 이야긴데, 언젠가 친구 아들이 동네 비뇨기과에서 '요도하열'이라는 진단을 받았다는 이야기를 들은 적 있어. 동네 병원에서 수술을 시작했는데 갑자기 중단하곤 대학병원으로 가라고 했다더라고. 요도하열이라는 게 대체 뭐야?

요도의 출구가 귀두 끝에 있지 않고 그 아래쪽에 위치하는 질환이야. 요도 출구가 귀두 끝에서 포피소대까지 길게 열려 있기도 하고, 구멍이 아예 귀두를 벗어나 음경 중간에 위치하는 때도 있어(그림 1 참고).

귀두의 위치는 그대로인데 오줌은 음경 몸통에서 나온다는 의미야?

그런 경우도 있어. 소변이 귀두 끝에서 나오지 않으면 줄기가 일정치 않아 여기저기로 튀기 때문에 아주 불편해. 보기에도 정상적이지 않기에 성생활을 시작하기 전에 수술로 교정하지. 요도하열의 정도가 심해 요도 출구가 음경 몸통에 있으면 태어났을 때 바로 발견되는데, 포피소대에 있는 요도하열은 나이 들 때까지 발견되지 않는 경우도 있어.

왜 그래? 요도 입구의 위치는 포피를 까 보면 보이는 거 아냐?

포피 끝이 좁아 포피가 까지지 않는 아이들이 생각보다 많아. 그래서 요도하열은 포경수술을 하는 날 종종 발견돼. 그런데 요도하열의 교정 수술에 포피가 사용되기 때문에 포경수술 도중에 요도하열이 발견되면 가급적 잘라 내지 말아야 해. 포경수술을 중단하는 편이 좋지. 물론 가벼운 경우는 수술이 필요 없어. 그런 전문적인 판단 대부분은 비뇨기과 전문의만 가능하

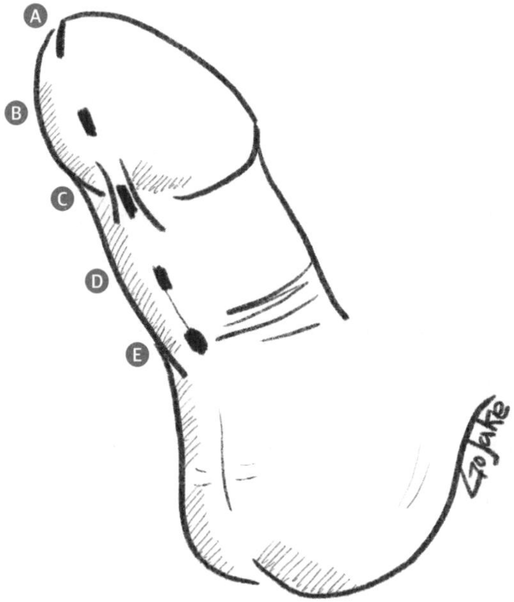

[그림 1] 요도하열의 다양한 상태

- Ⓐ : 정상 위치의 요도 출구.
- Ⓑ : 다소 낮은 위치의 요도 출구. 배뇨에 지장이 없고 외관상 크게 눈에 띄지 않으면 수술을 하지 않고 경과를 보기도 한다.
- Ⓒ : 수술이 필요한 위치의 요도하열. 포피 끝이 좁아 뒤로 젖혀지지 않는 경우 포경수술을 할 때 발견되기도 한다.
- Ⓓ, Ⓔ : 심한 정도의 요도하열. 정상적인 배뇨와 성생활을 위해 수술적 교정이 반드시 필요하다.

지. 이런 경우를 생각해서라도 포경수술은 비뇨기과에서 받는 게 좋아. 갑자기 발견된 요도하열에 대한 대처는 비뇨기과 전문의가 잘 알고 있으니까.

귀두에 발생하는 콘딜로마

음경이나 음낭에 흔히 생기는 콘딜로마가 드물게 귀두에도 생길 수 있다. 일반적으로는 콘딜로마는 귀두를 거의 침범하지 않는데, 포경수술을 하지 않아 포피에 의해 사마귀 덩어리가 밀착되면 귀두로 침범해 들어가기도 한다. 귀두 주변에 콘딜로마가 발생하면 서둘러 제거해 주는 것이 좋다. 보기 흉한 사마귀가 끊임없이 번질뿐더러, 감염 범위가 넓어지면 치료 후에도 재발할 확률이 높아진다. 게다가 여성의 질 속에 병을 옮길 수 있어 더욱 문제가 된다. 여성 생식기 속은 눈으로 볼 수 없기에 남자처럼 초기에 병이 발견되지 않아 더 큰 문제를 일으킨다. 다행히 콘딜로마 자체는 암을 만들어 내지 않는다. 콘딜로마의 원인이 되는 HPV 6번과 11번은 암을 만드는 종은 아니기 때문이다. 하지만 HPV 6, 11번에 의해 만들어진 콘딜로마 속에 HPV 16, 18번이나 다른 고위험군 HPV가 숨어 있을 때가 있다. 이런 경우엔 암이 생길 수 있다. 콘딜로마는 어디에 생겨도 빠른 치료를 요하지만, 여러 합병증과 여성 생식기의 깊은 부위에 전염을 일으키는 귀두 근처 병변은 특히 서둘러야 한다.

콘딜로마는 여기저기서 나쁜 짓을 하는구나.

무척 골치 아픈 질병이야. 적극적인 치료와 철저한 콘돔 사용이 요구되지.

여자 친구가 언젠가 내 음경을 이리저리 살펴보면서 귀두 아래쪽에 작은 돌기 같은 걸 보고는 콘딜로마가 아니냐며 물은 적이 있어. 내 음경을 딱히 관심 있게 본 적이 없어서 귀두 아래에 그런 게 있다는 걸 나도 잘 몰랐지. 여자 친구가 불안해 하길래 병원에 가 봤는데 '진주상 음경 구진'이라면서 정상이라고 하더라고. 그렇게 확인받고 나서야 여자 친구는 안심했어.

진주상 음경 구진은 무척 흔해. 성기 사마귀로 오해받는 가장 흔한 양성 병변이야. 사실 병변이라 부르기도 그래. 병이 아니니까. 진주상 음경 구진 외에도 사마귀로 흔히 오해받는 것이 있어. 포피소대 양옆에 발생하는 작은 돌기들(parafrenular glands)인데 우리말로 정확한 명칭이 있진 않아. 목에 생기는 쥐젖이랑 모양은 같으면서 크기는 약간 작은 편인데 사마귀랑 혼동하기 쉬워. 실제로 진료 중에 정상으로 보이는 돌기들 사이에 콘딜로마가 숨어 있는 것을 본 적이 있어. 그러니 귀두 뒤편이나 포피소대 양옆에 작은 돌기가 생긴 걸 최근에 발견하거나 숫자가 늘어나는 듯하면 얼른 병원에 와서 확인받는 게 좋아. 전문의가 아니면 식별하기가 어렵거든(그림 2 참고).

귀두 아래나 포피소대 옆에 생기는 돌기들은 대부분 정상이지만 가끔 성기

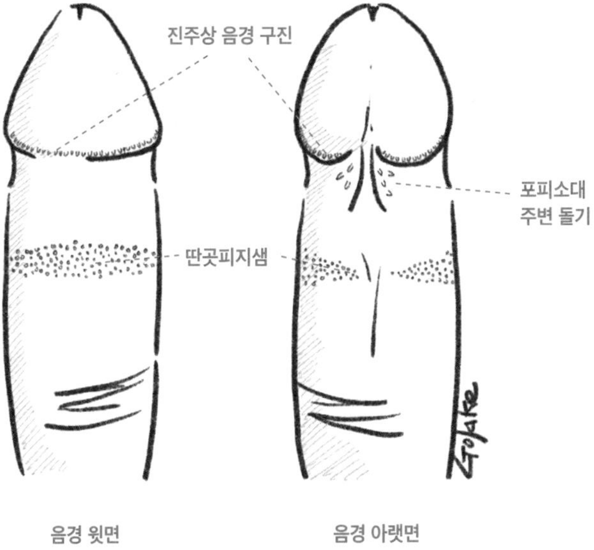

[그림 2] 비정상으로 흔히 오해받는 음경 피부 구조들

해외 검색 엔진에서 영문명으로 검색하면 관련 사진들을 확인할 수 있다.

- 진주상 음경 구진(pearly penile papules) : 콘딜로마로 흔히 오해받는다.
- 포피소대 주변 돌기(parafrenular glands) : 콘딜로마로 흔히 오해받는다.
- 딴곳피지샘, 또는 포다이스반(fordyce's spots) : 포경수술로 대부분 제거된다. 최근 포경수술의 빈도가 줄면서 이 반점에 대해 궁금해 하는 사람들이 많다.

사마귀가 숨어드는 경우가 있으니 전문의에게 확인받고 안심하란 군.

아주 정확해. 거기에 알아 둘 게 하나 더 있어. 음경이나 음낭 피부에 황색 반점이 무리 지어 생기는 '포다이스반'도 드물지 않아. 우리말 이름은 '딴곳 피지샘'인데 피지샘이 없을 자리에 있다는 의미야. 생식기가 아닌 입술에도 흔히 있지. 음경에서는 포피소대 아래쪽에 생기는 경우가 많은데 포경수술 할 때 대부분 제거되기에 지금까지는 궁금해 하는 사람이 적었어. 하지만 요즘은 포경수술을 늦게 하거나 안 하는 경우가 많아 문의가 늘고 있지.

사고나 손상으로 귀두를 다치기도 한다. 질 입구가 점액으로 충분히 윤활이 되지 않았을 때 과격한 성관계를 하면 포피소대가 찢어져 출혈이 생길 수 있다. 물론 이런 일이 벌어져도 성기능에 큰 이상은 발생하지 않는다. 심각하게 놀랄 필요는 없고 병원을 들러 적절히 지혈하고 봉합해 주면 된다. 원상 복구를 위해 정교한 수술이 필요하지는 않다는 의미다.

과도한 음경 확대 시술 과정에서 귀두가 괴사되는 일도 없지 않다. 음경 확대 수술을 여러 차례 받거나 바셀린 주사를 놓아 음경 피부가 비정상적으로 변하면 귀두에 혈액을 공급하는 혈관 구조가 약해진다. 이런 상태에서 확대 수술을 다시 받으면 겨우 버티고 있던 혈관이 망가지면서 귀두 또는 음경 전체를 잃을 수 있다. 그러므로 불필요한 음경 확대 수술은 피하는 것이 옳다. 꼭 필요하다면 숙련된 비뇨기과 전문의에게, 그것도 자신의 음경에 무리가 가지 않는 수준에서 받는 것이 현명하다.

귀두 감각과 조루증

남성 수술 중에는 귀두 감각을 줄여 주는 수술도 있다던데, 그건 어떤 거지?

신경차단술을 말하는 거야. 외국에서는 드물지만, 한국에서는 한때 많이 시행됐어. 신경차단술은 조루증 치료를 위한 수술이야. 조루증은 감각성 조루와 심인성 조루가 있는데, 감각성 조루에 신경차단술이 효과가 있다고 알려졌어. 아직은 임상 데이터가 충분치 않아서 세계적으로 인정받은 상태는 아니야. 예전에는 조루증이라면 무조건 수술을 권하는 병원들이 있어서 문제가 되곤 했지. 원칙적으로는 귀두의 감각을 기준에 따라 측정하고, 그 결과가 기준을 넘을 정도로 예민한 경우만 수술을 고민해야 해. 다행히 요즘은 그 원칙이 잘 지켜지는 편이야.

왜 고민해? 감각이 예민하면 그냥 수술하면 되는 거 아냐?

조루증의 원인은 감각성과 심인성으로 나뉘는데, 두 가지가 혼합된 복합성인 경우가 더 많아. 둘 중 하나로 똑 떨어지기는 어렵다는 얘기지. 감각성 조루가 있다고 해도 심인성 조루 또한 영향이 크다면 수술 효과는 크게 떨어질 수 있어. 그래서 순수 감각성 조루이거나 혼합성이라도 감각성 경향이 더 우세한 경우에 수술을 고려하지. 게다가 수술로 신경을 절단하면 절단한 신경은 다시 이을 수 없어. 난 편의나 즐거움을 위해 어떤 수술을 한다면, 원할 때 그것을 되돌릴 수 있는 수술이 좋다고 생각해. 뭔가를 넣었다면 다시 뺄 수 있어야 하고 끊어 놓은 것은 다시 이을 수 있었으면 하는 거지.

예를 들자면 어떤 게 있어?

실리콘이나 대부분의 필러 주사가 그래. 삽입한 실리콘은 빼면 되고 필러는 녹여 없애는 주사가 있거든. 이 두 가지는 재료는 수술해서 만든 모양이 마음에 들지 않거나 세월이 지나 다시 원래대로 돌아가고 싶다면 얼마든지 그렇게 할 수 있는 재료들이야.

병원을 들르지 않고도 내가 정말 조루인지, 맞는다면 어떤 조루인지 알아볼 방법은 없어?

기본적으로 조루의 진단과 타입을 알아보는 것은 진료를 통하는 편이 옳지. 하지만 본인이 조루증이 있는지, 있다면 어느 쪽에 속하는지 알아볼 수 있는 어렴풋한 방법은 있어. 다만 책에 나오는 내용이 아니라 내가 개인적으로 생각하고 있는 방법이란 걸 감안해 줘. 우선 조루의 기준은 음경 삽입 후 사정까지 대략 5분 정도로 잡는 게 좋아. 전 세계인의 평균 시간이 그 정도니까. 조루가 심하다고 여기는 정도는 삽입 후 2분 이내로 보는 편이야. 그럴 때는 적극적인 치료를 권해.

조루가 있다면 본인이 어떤 타입의 조루인지 아는 것이 중요해. 그에 따라 치료가 달라지니까. 간접적으로나마 알아볼 만한 방법은 술과 마취 크림을 이용하는 거야. 술은 가게에서 팔고 마취 크림은 약국에서 팔지. 가벼운 음주는 심리적 긴장감과 무의식적 부담을 줄여서 대개는 심리적 조루를 완화시켜. 그래서 술을 마시면 증상이 덜하다는 사람들은 '조루증에 있어 심리적인 영향이 많은 분이구나' 하고 치료의 가닥을 잡게 되지. 술이 효과가 없는 경우는 마취 크림을 이용해 보라고 해. 귀두를 마취시킨 다음, 즉 감각을 떨어뜨린 다음 관계를 해 보는 거야. 이렇게 두 가지 방법을 사용해 봤을 때 어느 한쪽이 월등히 좋은 결과를 보여 주면 자기가 어떤 조루인지 예측해 볼 수 있어. 술에 효과를 보이면 심인성 조루, 마취 크림에 효과를 보이면 감각성 조루의 경향을 가졌다고 여길 수 있는 거야.

두 가지 다를 써야만 효과를 보이는 때도 있어?

감각성과 심인성 경향이 모두 강한 혼합성 조루일 때라면 그럴 수 있지.

모두 써도 효과가 없으면 어떻게 해? 그런 사람도 있어?

안타깝게도 그런 경우가 있어. 그럴 때는 전문의와 상의해 여러 약물을 사용해 보면서 본인에게 맞는 케이스를 찾는 수밖에 없어. 마지막까지 해답을 얻지 못할 때도 있지. 발기와 사정은 심리 상태, 스트레스 정도와 수면, 파트너와의 관계, 본인조차 알 수 없는 무의식 같은 여러 요소와 연관이 있어서, 타인이 외부에서 문제의 핵심을 알아낼 수 없는 경우가 충분히 있을 수 있거든.

그렇구나. 어디선가 포경수술을 하면 조루가 심해진다는 이야기를 들은 적이 있어. 그런데 내 친구는 30대가 돼서 포경수술을 했는데 오히려 조루가 나아졌다고 하더라고. 같은 수술이지만 정반대의 결과잖아! 도대체 뭐가 맞는 이야기야?

포경수술과 귀두 감각을 연관 짓는 사람들이 많아. 하지만 사람들마다 케이스가 달라서 통일된 결론을 찾기는 어려워. 그러니 포경수술과 조루를 연관 지어 생각할 필요가 없다는 거지.

포경수술에 대하여

포경수술은 귀두를 덮고 있는 포피를 제거하는 수술이다. 장점으로는 여러 성병과 음경암의 발생 위험을 낮춰 준다. 위생 관리가 편하고 귀두의 염증성 질환을 예방한다. 단점으로는 수술 당시와 회복 중에 여러 차례 통증을 겪는다. 디자인을 잘못해 수술 후에도 포피가 여전히 귀두를 덮는 상황도 발생하고, 포피를 너무 많이 제거해 발기 시 음경 피부가 땅기는 일도 있다. 포경수술의 장점은 여러 연구에서 증명돼 있지만, 수술 부작용 또한 없지는 않다. 그래서 숙련된 비뇨기과 전문의에게 수술받는 것이 좋다.

앞서 말했듯 포피 속 피부의 포피선에서는 지속적으로 기름 분비물을 만들어 낸다. 이는 다양한 감염과 염증의 원인이 되기 때문에 포경수술은 이 부분을 제거한다는 것만으로도 큰 의미를 가진다. 포피가 덮어서 만들어지는 귀두 둘레의 주머니 같은 공간은 세균과 바이러스의 좋은 서식지가 될 수 있다. 포경수술을 한 사람이 성병과 에이즈, 인유두종 바이러스의 감염율이 낮다는 것은 과학적으로 입증되었다.

환자들에게 포경수술의 감염 예방 효과를 설명하기 위해 항상 드는 예가 있다. 주머니가 있는 바지를 입은 아이와 주머니가 없는 바지를 입은 아이가 모래밭에서 신나게 뛰어노는 장면을 생각해 보자. 두 아이가 집에 돌아와 바지를 털면 어느 아이의 바지에서 더 많은 모래가 흘러나올까?

너도 포경을 반대하는 입장은 아니구나?

포경수술은 장점이 많아. 하지만 무조건 해야 한다거나 강제로 시켜야 할 수술은 아니지.

그런데 '말아 주는 포경'이란 말이 있던데 그게 뭐니?

실제로 그런 말이 있어. 아이들의 포경수술을 문의하는 부모 절반 이상이 그 수술을 해 달라고 하지. 말아 주는 포경을 하면 피부를 잘라 내지 않아 음경이 커진다고 알려져 있거든. 하지만 마는 포경의 실제는 피부 조직을 말아 주는 것과는 거리가 멀어. 다들 포피를 잘라 내지 않고 돌돌 말아 피부 아래로 넣어 꿰매 주는 수술로 알고 있는데 이것은 큰 오해야. 포피 표면의 피지샘과 땀샘 때문에 포피를 피부 속으로 말아 넣어 꿰매면 그 속에 갇힌 피지와 땀이 범벅이 되어 심각한 감염이 생겨. 사람들이 생각하는 '말아 주는 포경'은 애초에 존재할 수 없는 수술인 거지.

그럼 '말아 주는 포경'이라는 말은 왜 생겨난 거야?

"표피만 제거한다", "피부를 다 잘라 내지 않는다", "속살을 살려 밀어 넣는다" 등으로 수술을 설명한 것이 사람들의 입을 거치면서 "피부를 자르지 않고 말아 넣어 준다"로 변질된 게 아닌가 싶어. 아니면 어느 병원에서 마케팅을 위해 그런 말을 적극 사용했을 수도 있지. 그 말의 어원은 비뇨기과 의사들도 정확히 몰라. 그저 추측할 뿐이지. 하지만 아무도 포피를 표피까지 살려 말아 주는 의사는 없으니 그게 문제가 되지는 않아.

말아 주는 포경이란 과장된 명칭이다, 이렇게 정리하면 되겠구나.

맞아. 말아 주는 게 아니라 피하조직을 보존해 주는 것이라고 이해하면 좋겠어.

다 자라서 포경수술을 하면 어릴 때보다 합병증이 더 생긴다던데, 그 말은 틀린 거야?

누가 그런 말을 해? 책에 그런 내용은 없는걸. 포경수술은 언제 해도 상관없어. 고등학교나 대학교, 결혼하기 전, 심지어 노년에 해도 문제없어. 요즘 영감님들 포경수술이 늘고 있어. 평생 별 탈 없이 지냈더라도 나이가 들면 위생 관리가 불편하거든. 물론 나이가 들수록 음경 표피에 혈관들이 굵어지는 경향은 있어. 수술해 보면 느껴. 간단히 지혈할 수 있는 작은 혈관이 아니라 따로 묶어 줘야 할 굵직한 혈관들이 더 생길 수 있지. 하지만 그게 수술 합병증을 만들거나 큰 지장을 주는 경우는 드물어. 수술할 때 손이 좀 더 갈 뿐이지. 아! 나이가 들면 피부가 점점 얇아지니 살려 줄 피하조직이 적어질 수는 있어. 그럼 수술 후에 음경이 더 커진다는 느낌을 얻기는 어려울 거야.

자연 포경은 어때? 발기하면 저절로 귀두가 드러나거나 평소에도 포피가 뒤로 젖혀진 사람들은 따로 수술할 필요 없는 거 아냐?

그건 아니야. 젊을 때 자연 포경인 사람도 나이가 들면 포피가 다시 앞으로 돌아와. 남성호르몬이 감소하면서 음경의 크기가 줄거든. 음경의 크기가 작아지면 뒤로 넘어갔던 포피가 돌아와 귀두를 다시 덮게 돼. 나이가 들면 피지 분비량은 더 증가해서 위생적으로 굉장히 불리해지는 거야. 포경수술은 어떤 절대적인 기준에 따르기보다는 "장점과 단점을 알고 나서 필요할 때 하면 된다"고 보는 것이 옳아. 물론 그 결정에 대한 책임은 본인 몫이야.

미스터 바른생활

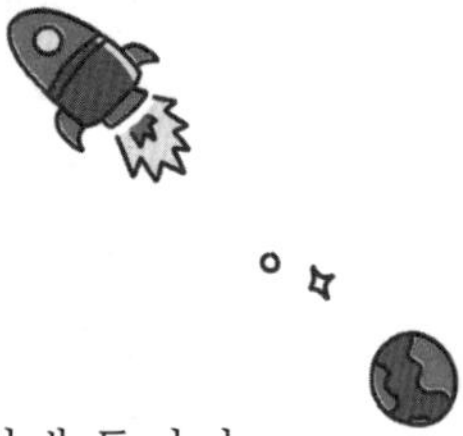

감자샐러드를 크게 한술 뜨고 가득 따른 맥주를 한번에 들이켜니 발끝까지 전기가 통하면서 끊어진 전원이 다시 들어오는 기분이 들었다. 그날은 연휴 다음의 월요일이었다. 며칠간 병원을 오지 못한 환자들의 진료로 점심마저 걸러야 할 만큼 바빴던 나는 오후 일곱 시에 첫 식사를 하게 되었다. 일을 마치자마자 단골 횟집으로 달려 들어간 나는 기본으로 깔아 준 반찬에 맥주 한 잔으로 정신을 차렸고, 넥타이를 느슨하게 풀어 겨우 호흡을 가다듬었다. 그리곤 주인장에게 부탁했다. "제철 생선 중에 숙성 잘된 녀석들로 적당히 썰어 주세요."

내 오른쪽에 앉은 사람의 말소리가 귀에 거슬린다는 걸 알게 된 건 그 즈음이었다. 나는 조심스레 각도를 틀어 문제의 옆 사람이 소위 '뭐 하는 놈'인지 파악하기 시작했다. 일행은 세 사람이었다. 내 옆 사람이 무척 큰 소리로 말을 이어 갔고, 나머지 둘은 노련하게 흥을 맞추고 있었다. 나는 좋아하는 소설에서 본 작법을 빌려 시끄럽게 말하는 사람을 '경박', 나머지 둘을 '장단'과 '박자'라고 이름 붙였다.

'경박'의 나이는 서른 초반 정도로 보였다. 덩치가 좋았고 목소리가 컸다. 비비안 웨스트우드 풍의 셔츠에 꽤 좋아 보이는 실크 넥타이를 매고 있었다. 오른손 약지에는 큼지막한 다이아를 품은 굵은 금반지가 끼워져 있었다. 셔츠 아래로는 롤렉스 시계가 보이는데 숫자가 적혀 있을 자리엔 작은 보석들이 반짝거렸다. 한눈에 보아도 괜찮은 인생이었다. '경박'은 먹고 마시는 잠시를 제외하고는 조금도 쉬지 않고 말을 했고, '장단'과 '박자'는 틈을 놓치지 않고 동의를 표했다. 그들의 추임새는 예술이라 하면 과장이었고 기술이라 부르기에는 넘치는 경지였다.

'경박'은 자동차에 관한 이야기를 지껄이고 있었다. 미국 스포츠카의 한계는 무엇인지, 이탈리아 자동차와 영국 자동차는 어떠한 점에서 다른지, 자신의 차고에 있는 8기통과 아버지의 차고에 있는 12기통 엔진의 차이는 무엇인지에 대해 쉼 없이 떠들었다. '장단'과 '박자'는 엔진보다는 맞장구에 조예가 깊어 보였기에 그들의 대화는 큰 쓸모가 없어 보였다. 솔직히 그것은 대화라고 부르기 어려운 것이었다. 그저 가진 자의 자랑이 꼼꼼히 수놓인 일종의 연설이었다. '경박'은 시선만 두 사람에게 고정했을 뿐 가게의 모든 사람을 향해 자신이 가진 것을 자랑하고 있었다. 오랜 시간, 크고, 경박하게.

실체가 파악되자 화가 치밀기 시작했다. 듣고 있자니 지랄 같았고, 흘려 넘기기엔 목소리가 너무 컸다. 고생 끝에 맞이한 휴식을 이렇게 망치다니…. 횟집 주인장도 질린 표정이었다. 그는 나와 눈이 마주치자 시선을 '경박'의 옆통수에 잠깐 뒀다 나에게 옮긴 다음, 둘만 알아볼 정도로 고개를 절레절레 흔들었다. 살면서 누구와도 싸워 본 적 없는 나였다. 불의를 봐도 애써 참아 내는 내성적인 나는 조용하란 말도 하지 못한 채 집에 두고 온 고성능 헤드폰을 간절히 그리워하며 입을 벌린 채 멍하니 앉아 있었다. 그러다 정신을 차리고 그 사람을 떠올렸다. 절도와 예의를 갖춘 지성인의 표본인 '미스터 바른생활'. 그였다! 그의 모습을 반추하면, '경박'의 천박함을 다소 차분한 마음으로 대할 수 있으리라.

'바른생활' 씨는 요도협착 환자였다. 내가 그를 처음 만난 곳은 응급실이었다. 휴일 병동 회진 중에 일 년 차가 도뇨관을 넣는 것에 실패했다는 보고를 받고 그를 처음 마주했다. 일 년 차라 해도 비뇨기과 전공의는 웬만한 의사보다 도뇨관을 잘 넣는다. 실패했다면 뭔가 일반적이지 않다는 뜻이다. 상황이 급해 보여 서둘러 달려갔는데 심지어 나도 넣지 못했다.

그는 터질 듯한 방광을 붙들고 극심한 고통을 호소하고 있었다. 일단 통증을 줄이기 위해 50cc 주사기로 치골 상부(음모가 난 자리 바로 위 지점)를 직접 찔러 소변 300ml가량을 방광에서 바로 뽑아냈다. 평소엔 쉽지 않지만, 방광이 심각하게 부풀어 오르면 이런 시술이 가능해진다. 그렇게 시간적 여유를 확보한 다음 조영제를 이용한 방사선 검사로 막혀 있는 곳을 찾았다.

검사 결과 회음부 근처 요도에서 심한 협착이 발견되었다. 요도는 바늘구멍만 남을 만큼 꽉 막혀 있어서 사운드(중등도 이하의 협착을 해결하는 단계적 요도 확장 기구)로 상황을 해결할 수 없었다. 즉각 응급수술이 필요한 상황. 만약 즉각적인 수술 진행이 어렵다면 '치골 상부 도뇨관'을 넣어야 했다. 그것은 하복부를 작게 절개하고 뾰족한 연필처럼 생긴 긴 기구를 방광으로 직접 찔러 넣는 시술이다. 하지만 그는 연필(같은 기구)로 아랫배를 찔리는 불행은 겪지 않았다. 운이 좋게도, 논문에 쓸 자료를 가지러 병원에 들른 전임의 선배가 있었고, 마침 환자도 금식 상태였기에 바로 수술을 진행할 수 있었기 때문이다.

그는, 내시경으로 요도의 막힌 부분을 확인하고 기구 앞에 달린 칼을 이용해 문제가 있는 자리를 열어 주는 VIU라는 수술을 받았다. 이후 과정은 대략 이렇다. 우선 절개를 통해 막힌 요도에 틈이 생기면 요도를 넓혀 주는 사운드를 작은 것부터 큰 것까지 차례로 넣어 요도를 단계적으로 넓힌다. 사운드의 굵기는 볼펜 심 정도에서 시작해 새끼손가락만큼 굵어진다. 사운드를 순서대로 삽입하여 요도가 넉넉히 넓어지면 다시 협착이 발생하지 않게 굵은 도뇨관을 넣고, 그 굵기 그대로 요도가 아물도록 2주를 기다린다. 째고, 넓히고, 관을 넣고, 기다린다. 이것이 그가 받은 수술의 개요이며, 요도협착의 표준 치료법이다.

자세한 문진을 해 보니 요도협착의 원인은 2년 전 사고와 관련 있었다. 그는 부모님이 계신 시골 과수원에서 감을 따다 미끄러져 사다리 발판에 회음부를 찧었다. 소변을 볼 때마다 통증이 있었고, 며칠 동안 요도로 피가 흘러나왔다. 음낭으로 멍이 번지고 퉁퉁 부어올랐지만, 통증에 다소 무던했던 그는 대수롭지 않게 여기고 생활을 이어 나갔다. 2~3주가 흐르고 더 이상 어떤 불편도 느끼지 않게 된 그는 회음부를 다쳤다는 사실마저 까맣게 잊게 되었다.

그러나 그로부터 2년이 흐른 한 달 전부터 그는 소변이 점차 가늘게 나온다는 느낌을 받았다. 결국 매번 소변을 방울방울 보는 지경에 이르러서야 그는 자기 몸에 문제가 있다는 사실을 알아차렸다. 그는 황급히 동네 병원을 찾았고, 즉시 대학병원 응급실로 이송되었으며, 응급조치와 수술을 받은 뒤 입원했다.

처음 입원했을 때 그는, 흙 묻은 셔츠에 밀짚모자를 쓰고 넓은 들에서 열심히 일하는 농부의 모습을 상상하면 절로 고개가 끄덕여지는 건장한 농촌 남성의 전형이었다. 체격이 좋고 아픈 시술도 힘들지 않게 이겨 내는 것을 빼면 딱히 눈에 띄는 점이 없는 사람이었다. 그는 요도협착 말고는 지독하게 건강했고, 막힌 곳을 째고 넓히고 관을 넣어 기다리는 것 말고는 해 줄 것이 없기에 사실상 관심 밖에 있었다.

하지만 시간이 흐를수록 나는 그가 특별한 사람임을 알게 되었다. 우선 그는 자세가 무척 바른 사람이었다. 깨어 있는 시간 대부분을 곧은 자세로 앉아 지냈다. 주로 책을 보고 있었고, 누워 있는 것은 잠을 잘 때뿐이었다. 어깨를 펴고 걸었고, 정자세로 밥을 먹었으며, 이도 바른 자세로 닦았다. 맛없기로 소문난 병원 배식을 핥은 듯 자국 없이 먹었다. 간식이나 음료수는 입에 대지 않았다. 항상 일찍 일어나 붐비기 전에 움직여 공동생활에서 벌어지는 다양한 일상사에서 넉넉한 시간을 확보했다. 그는 최소한의 물건만 가지고 입원했다. 삼성 마크가 박힌 전화기를 제외하곤 메이커 제품을 전혀 가지고 있지 않았다. 병실 벽에 바르게 걸려 있는 양복에서부터 마트에서 샀을 법한 넥타이, 양복 아래 선반에 놓여 있던 깨끗한 그의 구두와 양말까지. 애써 브랜드가 없는 제품만 골라 생활용품을 구성한 게 아닐까 싶을 정도로 소박한 제품만 사용했다. 그런데도 그는 남루하지 않았다. 필요한 물건만 저렴하게 사서 깨끗하게 아껴 쓰기. 그것이 그의 생활에서 받은 인상이었다.

자로 그은 듯한 생활을 넘어 말과 표현하는 방식도 남달랐다. 굽실거리거나 허둥대지 않으면서도 상대를 편안하게 해 주는 세련된 예의가 몸에 배어 있었다. 어조가 급하지 않았고 주로 듣는 편에 서서 필요한 말만 했다. 그런 이유에선지 가끔은 무슨 생각을 하는지 읽어 내기 어렵다는 느낌도 받았지만, 그런데도 그것이 불편하게 느껴지진 않았다. 흥분을 잘하는 탓에 쉽게 감정을 읽혀 자주 곤란을 겪던 나로선, 그의 그런 면은 꼭 배워야 할 장점이었다. 그의 평범한 외면 속에는 그런 규칙적이고 단정한 내면이 숨겨져 있었다. 그리고 그 평범하다는 외면조차 자세히 보면 검소함과 질서가 깃든 것이었다. 오랜 시간 관찰한 그의 생활은 타인의 모범이 될 선의 집합이었다.

그의 참모습을 알게 되자 나는 그를 더욱 진지한 마음으로 관찰하게 되었고, 상황이 허락하는 한 자주 그의 상태를 확인하러 갔다. 그는 처음부터 그랬듯 늘 깍듯했으며 꾸준히 곧은 생활을 유지했다. 수술 후 2주가 지나자 그는 도뇨관을 제거하고 웃는 얼굴로 퇴원했다.

상처가 생긴 요도의 회복 과정은 일반적인 피부와 다른 모습을 보인다. 요도는 그대로 아물지 않고 필요 이상으로 증식해 다친 자리를 좁게 만드는 경우가 흔하다. 상처가 생기면 작은 흉터도 혹처럼 자라나는 '켈로이드'라는 피부 질환이 있다. 이 질병은 그런 체질을 타고난 소수의 사람만 겪게 되는데, 요도가 손상되면 이와 비슷한 일이 대부분의 경우에서 발생한다. 요도는 피부와 달리 좁고 둥근 관 모양의 구조이기에 어느 지점의 조직이 혹처럼 자라나면 그곳이 막혀 버리게 된다. 그런 현상을 요도협착이라고 부른다. 다친 자리가 자라나는 요관의 특성은 좀처럼 사라지지 않기에 요도협착은 여러 번 치료를 반복해도 비슷한 상태로 돌아간다. 이런 이유로 요도 손상 환자들은 치료를 마치고 나서도 주기적으로 소변 줄기 검사를 받아야 한다. 배출되는 속도가 떨어지면 협착이 재발한 것으로 판단하고 속히 요도를 다시 확장한 후 굵은 도뇨관을 2주간 넣어 두어야 하기 때문이다. 반복되는 협착과 확장의 반복. 적지 않은 수에서 이것은 요도 손상 환자의 숙명이다.

퇴원 후 반년이 지나 외래를 찾은 그도 예외는 아니었다. 그의 요도는 다시 반 정도가 좁아져 있었다. 처음처럼 심하진 않아서 사운드를 이용해 쉽게 이전 상태를 회복했고, 도뇨관을 넣고 다시 2주간 입원했다. 사실 요도협착은 수술받는 경우가 아니면 입원 대상이 되지 않는다. 서울의 대형 병원이라면 이런 상황에서의 입원은 꿈도 꾸지 못할 일이다. 하지만 그는 도뇨관을 가진 상태를 남에게 보이기 힘들어 했고, 나는 그에게 호의를 가지고 있었기에 다른 환자에게 누가 되지 않는 선에서 입원을 허가해 주었다. 그는 이후로도 세 차례 더 요도 확장을 받아야 했고, 대부분은 입원했다.

가까운 거리에서 주기적으로 그를 지켜볼 수 있었던 나는 그의 삶에 배인 여러 교훈을 선명하게 기억하게 되었다. 화려함이 전부가 아니라는 것. 검소면서도 단정할 수 있다는 것. 리듬에 맞춰 규칙적으로 살아가는 것. 말을 아끼고 귀담아듣는 것. 꼭 필요한 말만 하는 것. 폐를 끼치지 않으려 자신을 점검하는 것. 불편할 정도로 누군가에게 다가서지 않는 것. 그의 모습과 이런 교훈들은 하나로 융합되어 이미지를 형성했고, 어느 순간 그것을 떠올리는 것만으로도 흐트러진 내 삶을 비교해 볼 수 있는 기준으로 작동하기 시작했다.

조용히 술잔을 비워 가며 그의 생각을 넉넉히 하고 나자 마음이 한결 후련해졌다. 그가 내게 보여 준 기준과 척도. 그 모습을 떠올리는 것만으로도 '경박'을 초라하게 만들기에 충분했다. 시간을 들여 경박을 다시 한번 꼼꼼히 살펴보았다. 급하게 마신 술 때문인지 그의 목소리는 어느새 누그러져 있었다. 덩치 좋은 그의 몸은 생각보다 군살이 많았다. 피부도 거칠고 이도 누렇게 보였으며 몸을 움직일 때마다 찌든 담배 냄새가 났다. 차가 몇 대인지 모를 그는 여전히 차에 관한 이야기 중이었지만 더 이상 그의 인생이 괜찮아 보이지는 않았다. '도대체 마음속에 어떤 자격지심이 숨어 있기에 저렇게나 열심히 가진 것을 자랑하는 것일까?'라는 생각에 이르자, 나는 더 이상 그를 신경 쓰지 않기로 했다.

한 시간쯤 지나 반대편 자리로 피신한 나는 책을 보며 술을 마시다 갑자기 찾아든 고요함에 고개를 들었다. 어느샌가 그는 테이블에 엎드려 자고 있었고, '장단'과 '박자'는 번갈아 가며 가게 밖으로 나가 담배를 피우고 돌아왔다. '장단'이 밖에서 담배를 피우는 사이 '박자'는 공허한 표정으로 '경박'을 바라보다가 흥미 없는 눈길로 전화기를 만지작거렸다. 그로부터 십여 분이 지나자 대리 기사가 도착했다. 그들은 양쪽에서 '경박'을 부축해 그의 차에 밀어 넣었다. 힘겹게 '경박'을 보낸 두 사람은 옷가지를 챙기러 다시 가게에 들어왔는데, 그들의 얼굴에는 방금 뭔가 더러운 것을 만진 듯한 표정이 걸려 있었다.

그들이 떠나고 가게가 조용해지자, 나는 주인장에게 '바른 생활' 씨에 관한 이야기를 시작했다.

요도에 대해 알아봅시다 ①

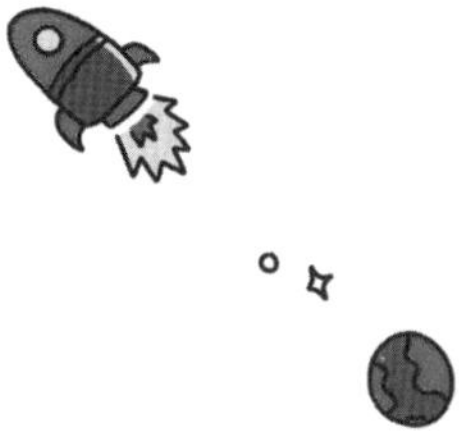

요도 구조의 남녀 차이

요도의 정의는 '방광으로부터 오줌이 지나가는 길' 정도로 단순하지만, 생각보다 복잡한 이야기가 숨은 기관이다. 우선 요도는 남녀 사이에 큰 차이를 보인다. 여성의 경우 소변을 내보내는 통로로만 이용되지만, 남자의 경우 요도를 통해 소변과 정액이 모두 배출된다. 남성의 요도는 전립선(전립샘), 정낭, 정관과 연결되어 있어서 소변 이외에 사정액을 배출하는 통로로도 사용된다. 남성의 요도는 전립선과 음경을 지나기 때문에 직경이 좁고, 음경을 통과해 귀두에서 끝나기에 길이가 길다. 반대로 여성의 요도는 전립선과 음경이 없기에 직경이 넓고 길이가 짧다(그림 3 참고).

젊을 때에는 남성이나 여성 모두 큰 질병이 발생하지 않아 이런 구조적인 차이는 별다른 문제를 일으키지 않는다. 젊을 때는 남성의 경우 전립선이 커지기 전이고, 여성은 회음부 근육과 괄약근이 약해지기 전이기 때문이다. 그러나 나이가 들면 상황이 달라진다. 남성은 비대해진 전립선이 요도를 압박하면서 오줌을 밖으로 배출하기 어려워진다. 여성은 출산으로 회음부 근육을 다치게 되면 요도 괄약근 약화로 이어지고, 노화와 운동 부족이 겹쳐지면서 요실금으로 진행된다. 결국, 요도의 구조적인 차이에 전립선 비대와 출산이라는 과정이 각각 더해지면서 남성과 여성은 노년기에 대조적인 불편을 겪게 된다. 나이가 들수록 남자는 소변을 배출하기 힘들어지고, 여자는 저장하기 힘들어지는 것이다.

남자와 여자의 비뇨기관은 큰 차이가 있구나!

맞아. 생긴 것도 다르지만 감염이 주로 생기는 위치와 빈도도 달라.

생각해 보면 확실히 여자들이 남자들에 비해 요로감염이 더 잘 생기는 거 같아. 우리 누나나 내 여자 친구는 방광염으로 종종 병원을 가지만, 지금껏 내가 너한테 찾아갈 일은 딱히 없었으니까 말이야. 남녀 사이에 감염이 발생하는 빈도가 다른 이유가 뭐야?

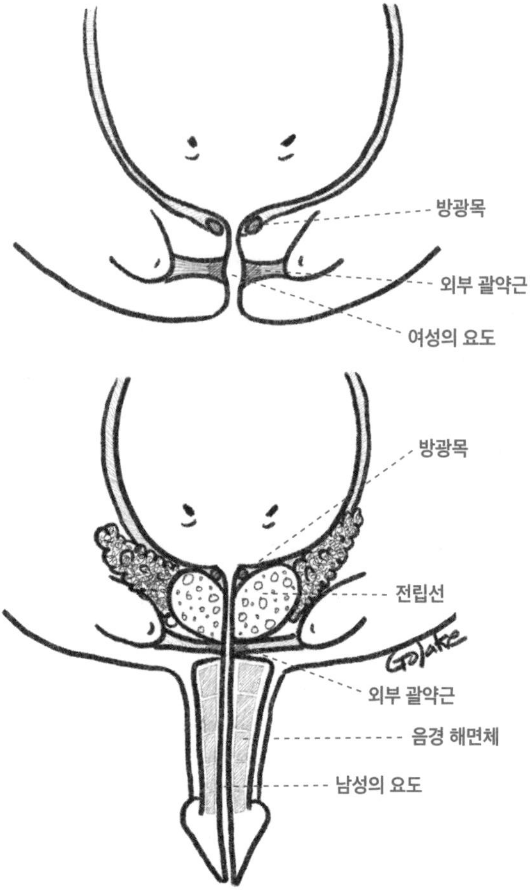

[그림 3] 여성의 요도와 남성의 요도

여성의 요도는 방광목에서 시작해 외부 괄약근을 거쳐 바로 외부로 연결되기에 길이가 3~4 센티미터 정도로 짧다. 남성의 요도는 방광목에서 전립선을 거쳐 외부 괄약근과 음경 해면체 전체를 관통하기에 여성에 비해 길이가 훨씬 길다. 요도의 길이 차이는 요도를 통한 세균 감염에도 영향을 준다.

요도의 길이가 달라서 그래. 그 차이에 따라 감염되는 위치와 빈도가 달라져. 남자는 요도가 길어서 세균이 방광까지 도달하기 어려워. 세균이 요도를 통해 방광으로 들어가야만 방광염을 일으킬 수 있는데, 남자는 요도가 길어서 방광에 도착하기 전에 오줌에 씻겨 나가는 경우가 많거든. 오줌을 누는 것 자체가 우리 몸을 지키는 작용이 되어 주는 거지. 반면 여자는 남자보다 요도가 짧고 넓어서 세균이 방광에 도달하기 훨씬 쉬워. 소변은 그저 노폐물의 배설 행위로만 보일지 몰라도 실제로는 우리 몸을 지키는 중요한 방어 수단이야. 늘 안에서 밖으로만 흐르니까.

그럼 남녀 사이에 요로감염 발생은 어느 정도 차이가 있어?

여자 30명이 방광염에 걸릴 때 남자 1명 정도가 방광염에 걸려.

30배나 차이가 난단 말이야? 억울한 기분이 들 정도의 차이인데?

사실 그래. 그래서 여자들은 요도 길이로 인한 핸디캡을 극복하기 위해 물을 많이 마시고 소변을 참지 않도록 신경 쓰는 것이 좋아. 방광염을 자주 앓는 사람이라면 더욱 명심해야 하지. 하지만 남자의 경우 세균이 요도나 전립선을 잘 감염시켜서 그 나름의 고충이 있어. 유리하기만 한 건 아니야.

요도에 생기는 감염은 이제 어느 정도 감이 잡힌 것 같아. 그런데 궁금한 게 하나 있어. 남자의 요도로는 오줌과 정액이 나온다고 했잖아? 그런데 그 둘 말고도 나오는 게 하나 더 있는 것 같아.

뭐? 요도를 통해 나오는 물질이 더 있다고?

그래. 어릴 때 여자 친구의 손을 처음으로 잡던 날 말이야. 가슴도 떨리지만 나도 모르게 발기하는 게 상당히 곤란했어. 그러다 오줌이 마려워 화장실에 갔는데 뭔가 맑은 분비물이 속옷에 묻어 있더라고. 그 후로도 성적으로 흥분하면 오줌도 아니고 정액도 아닌 투명하고 끈적거리는 액체가 요도로 약간씩 분비되는 걸 느껴. 그건 뭐지? 정액은 아니잖아?

아! 쿠퍼액 말이구나. 그러네. 그것도 요도를 통해 나오는 분비물이네. 그렇게 본다면 '요도 점액'이라 부르는 요도 분비물이 하나 더 있어. 음경 요도에 있는 요도샘에서 나오는 찐득한 분비물인데 요도염으로 고생해 본 환자들이 가끔 자가 검진을 한다며 요도를 억지로 쥐어짜다 그때 흘러나온 요도 점액을 고름으로 오해하고 검사받으러 달려오는 경우가 종종 있지.

정상적인 요도 분비물

쿠퍼액의 역할은 윤활과 중화, 두 가지다. 쿠퍼액은 무척 매끄럽다. 요도의 내부를 코팅해 사정할 때 정액이 저항 없이 배출되도록 돕는다. 성적으로 흥분했을 때 요도 밖으로 흘러나와 음경을 삽입할 때 저항을 줄여 주는 역할도 한다. 화학적인 성질은 알칼리성이다. 우리가 오줌을 눌 때마다 휴지로 요도 속을 닦는 건 아니기에 거기에는 언제나 일정량의 오줌이 남아 있을 수 있다. 그런데 오줌은 산성 물질이라 정액이 배출될 때 정자가 거기에 닿아 화학적으로 손상될 수 있다. 알칼리성을 띠는 쿠퍼액은 사정하기 전에 미리 요도로 흘러나와 이런 일을 막아 준다. 요도의 산성 환경을 중화시켜 정자의 손상을 줄이는 것이다. 쿠퍼액의 알칼리성 성질은 여성의 몸에서도 작용한다. 여성의 질은 외부 세균의 침입을 막기 위해 약산성을 띠는데, 미리 분비된 쿠퍼액은 이를 중화시켜 정자의 생존을 돕는다. 쿠퍼액은 물리적으로 화학적으로 여러 곳에서 맹활약하는 것이다.

젠장, 정말 중요한 분비물이었군. 팬티를 더럽힌다고 귀찮게만 여겼는데 이렇게 중요한 녀석일 줄이야. 지금이라도 사과해야겠어.

거의 눈물만큼 중요할 것 같지 않니?

적어도 콧물보단 중요할 거 같아. 소중한 쿠퍼액에 대해 잘 알게 되었이. 요도샘은 뭐야? 쿠퍼샘은 어디선가 들어 본 희미한 기억이라도 있지만 요도샘은 정말 처음 들어 봐.

쿠퍼액이 주로 성행위와 관련된 점액이라면, 요도 점액은 배뇨와 관련된 기능을 맡고 있다. 기초적인 기능은 쿠퍼액과 비슷한데 돕는 대상이 다르다. 요도 점막은 다치면 딱딱해지고 요도 내부로 자라 들어오는 특성이 있다. 정도가 심해지면 오줌 누기가 어려워지기에 요도는 다치지 않게 잘 보호해야 한다. 오줌은 화학적으로 산성 성질을 띠는 데다 먹은 음식에 따라 정도가 수시로 변한다. 정자도 화학적으로 손상되지만, 요도 점막도 여기에 피해를 볼 수 있다. 이를 막기 위해 점액을 분비해 점막을 코팅하는 것이 요도샘이다. 엔진 손상을 막기 위해 오일을 넣는 것과 비슷한 원리이다. 남성 요도는 좁고 길어서 오줌이 밖으로 빠져나갈 때 물리적 저항 또한 발생한다. 이 저항은 요도뿐 아니라 방광에도 부담을 주는데, 이런 현상이 계속되면 방광 벽이 두꺼워져 다른 질병으로 발전한다. 요도 점액은 이런 물리적인 저항을 줄여 요도와 방광을 동시에 보호하는 것이다.

쿠퍼샘에서 분비한 쿠퍼액은 원활한 성관계와 정액 배출을 위해, 요도샘에서 분비한 요도 점액은 요도의 건강과 원활한 배뇨를 위해 분비된다고 정리하면 될까?

정확해. 너무 잘 정리하셔서 콧물이 다 나려고 하네.

그런데 초등학교 때 말이야, 수업 중에 남자애들이 화장실에 가려면 잘 보내 주지 않았지만, 여자애들은 손만 들면 바로 보내 줬잖아. 학년과 선생님에 상관없이 똑같이 그랬던 것 같아. 왜 그랬을까?

그건 남자애들이 담배 피우러 가기 위해 손을 들었기 때문 아닐까?

그건 중학교부터고, 내가 말하는 건 초등학교 시절이잖아. 그때는 담배 피우는 애들이 거의 없었어. 그 당시 담배와 무관하게 여자애들은 늘 화장실에 편히 갈 수 있었다고.

생각해 보니 그랬던 것 같네. 그런데 비뇨기과적으로 생각하면 그건 당연한 일이야. 남자가 여자들보다 소변을 잘 참기 때문이지. 남성은 요도도 긴 데다 내부 괄약근과 외부 괄약근 둘 다 강하게 작동해. 이에 비해 여자는 요도가 짧고 내부 괄약근의 힘이 약하지. 물론 외부 괄약근이 정교하게 만들어져 있어 평소에는 문제가 생기진 않지만, 남자보다 오줌 참는 능력이 부족한 것은 사실이야. 다 큰 여학생이 학교에서 오줌을 싼다면 그건 큰 상처가 되겠지. 교육계에서 아마 그런 걸 의식하고 여학생을 배려하는 내부 지침을 마련했던 건 아닐까?

그럴듯한 설명이네. 남녀는 요도의 구조를 넘어 괄약근에서도 차이를 보이는구나. 이런 괄약근의 차이도 남녀 간의 질병 차이로 이어질까?

남자는 전립선염이, 여자는 요실금이 생길 수 있지. 한번 들어 봐.

요도 괄약근

요도 괄약근은 방광 속의 소변이 밖으로 바로 새지 않도록 잡아 주는 역할을 하며 내부와 외부 두 단계로 구성되어 있다.

내부 괄약근과 외부 괄약근은 소변의 저장이라는 기능 면에서는 같지만, 그것을 이루는 근육의 종류가 달라 여러 면에서 차이를 보인다. 우선 요도의 내부 괄약근은 방광 근육과 마찬가지로 민무늬 근육으로 이루어져 있어 우리가 원하는 대로 조절할 수 없다. 외부 괄약근은 골반 하부를 이루는 근육들처럼 가로무늬근으로 만들어져 있어 의지대로 조절할 수 있으며, 우리가 의식적으로 소변을 참을 때 사용하는 것이 바로 이 괄약근이다. 가로무늬근은 민무늬근보다 수축력이 강하기 때문에 외부 괄약근은 내부 괄약근보다 더 큰 힘을 발휘한다. 이런 괄약근의 힘 차이는 요도 구조가 단순한 여성에선 큰 의미가 없지만, 생식기와 요도가 연결된 남성에선 질병의 원인이 될 수 있다.

남성이 소변을 심하게 참아 방광 압력이 너무 증가하면 힘이 약한 내부 괄약근은 열려 버릴 수 있다. 내부 괄약근이 열렸다고 길에다 오줌을 흘릴 수는 없는 일이니 우리는 외부 괄약근에 힘을 주어 소변을 참게 된다. 이렇게 되면 높은 압력을 가진 소변이 전립선 위치로 내려오는데, 이때 그것의 일부가 전립선 속으로 역류해 들어갈 수 있다. 자연 상태에서의 인간은 소변을 계속 참을 필요가 없다 보니 전립선 속은 이런 상황에 대비가 되어 있지 않다. 그래서 소변이 전립선으로 들어가면 화학적 손상을 입혀 염증을 만들어 낸다. 어쩌다 소변을 오래 참은 다음부터 소변볼 때마다 요도가 따갑고 아랫배가 묵직한 증상이 생긴다면, 전립선 속으로 밀려 들어온 소변에 의해 발생한 화학적 전립선염을 생각해 볼 수 있다.

여성도 남성처럼 두 곳에 괄약근이 있다. 하지만 여성은 전립선이 없고 내부 괄약근의 힘이 다소 약하다. 대신 외부 괄약근이 더욱 정교하게 만들어져 있다. 남성도 내부 괄약근이 외부에 비해 약하지만, 여성은 그 차이가 더 크다. 여성은 외부 괄약근에 훨씬 많이 의지한다. 그런데 외부 괄약근은 출산으로 손상될 수 있다. 믿을 것은 외부 괄약근뿐인데 그걸 다치는 것이다. 젊을 땐 주변 근육이 튼튼해서 크게 표가 나지 않지만, 나이가 들면 주변 근육이 약해지면서 조절 능력이 감소한다. 실제로 자연분만이 아닌 제왕절개로 아이를 낳은 여성들은 회음부 근육을 다칠 일이 없기에 요실금의 발생 비율이 낮다. 그것 때문에라도 제왕절개 출산을 고집하는 여성이 있을 정도다.

정말 오줌은 참아서 좋을 일이 없네.

맞아. 오줌이 마려우면 가능하면 바로 화장실에 가는 편이 좋아.

하루에 몇 번 정도 소변을 보는 게 정상이야?

일반적인 수분 섭취량과 식사량을 생각하면 보통 하루 여덟 번 소변을 보는 것이 정상이야. 그리고 자다가 소변 때문에 깨지 않는 것이 정상이지.

그럼 그보다 자주 마려울 때는 어떻게 해야 해? 마려울 때마다 즉각 화장실로 달려가야 해? 나는 맥주를 마시면 30분마다 화장실에 가야 한다고!

그럴 때는 소변의 양을 봐야 해. 많은 양의 소변을 자주 본다면 그건 몸속에서 물을 많이 내보낸단 뜻이야. 그럴 때는 화장실로 얼른 가는 게 맞아. 하지만 적은 양의 소변을 자주 본다면 그건 방광염이나 방광에 이상이 있다는 뜻이니, 증상이 계속된다면 병원을 들르는 편이 좋아.

요로감염을 막고 싶으면 평소 물을 충분히 마시고 소변을 참지 않는 게 좋다. 물도 얼마 먹지 않았는데 적은 양의 소변을 자주 본다면 다른 질병이 생긴 걸 의심해라?

정확하게 이해했어!

갈대와 신사

대학병원의 외래 진료는 상급 병원이라는 희소성 때문에 상상 이상으로 바쁘게 돌아간다. 큰 병원이 아니면 다룰 수 없는 암 환자나 중증 손상 환자, 희귀 질환자들로 늘 붐빌 뿐 아니라, 일반적인 질환으로도 굳이 대학병원에서 진료받으려 고집하는 사람이 있기 때문이다. 오전 아홉 시에 진료를 시작하면 오후 한 시가 될 때까지, 전임의의 일반 진료에도 평균 60명 정도의 환자가 비뇨기과 외래를 찾았다. 네 시간에 60명. 한 사람에게 주어지는 시간은 평균 4분. 이 짧은 시간 속에 환자를 문진하고, 처방하고, 수술 상처를 확인해 실밥을 뽑고, 입원시키고, 방광 내시경을 보면서 응급실 보고까지 받아야 한다. 그러니 외래 진료 시간에는 물 한 잔 차분히 마시는 것이 사치이며, 소변보러 화장실에 가는 것은 꿈에도 생각 못 할 일이었다.

이렇게 바쁜 외래 진료실에서 그 남자는 십여 분을 질질 끌며 자신이 왜 병원에 왔는지를 밝히지 않고 있었다. 처음 몇 분은 정중히 설득했다. 쉽게 말하기 어려운 질환이 많은 비뇨기과 특성상 이런 일은 충분히 있을 수 있기 때문이다. 하지만 5분을 넘기자 인내심이 바닥나 목소리가 커지기 시작했다. 어느새 흥분에 가까운 지경에 이른 나는 "도대체 왜 이러시는 겁니까?" 하고 소리를 지르고 말았다. 놀란 환자는 이제 말하겠다고 대답했지만, 다시 진료실 구석구석을 서성거리며 시간을 낭비하기 시작했다. 정확히 10분에 이르자 나는 조용히 외래 진료실의 문을 열고 남자 직원을 불러 이 사람을 데리고 나가라고 말했다. 그러자 그는 슬그머니 내 팔을 잡더니 나를 앉히고 자기 자리로 돌아가 이야기의 시작을 준비했다.

그는 어느 대형 은행의 지점장이라고 해도 어색하지 않을 단정한 외모를 가진 사람이었다. 얇은 금색 안경테가 잘 어울리는 스마트한 인상이었다. 50대 초반이었지만 허리도 굽지 않고 몸도 단단해 보였기에 나이보다 다섯 살은 젊어 보였다. 산에서 막 내려온 모양인지 그는 등산복을 입고 있었는데 그런 차림에도 단정함을 잃지 않고 있었다. 왜 왔는지를 말하지 않는 것만 빼면 대화 매너도 훌륭했고 심지어 목소리도 좋았다. 그런 그가 드디어 마음을 먹고 내 앞에서 자세를 고쳐 잡았다. 증발해 버린 진료 시간 때문에 분노로 활활 타는 내 눈을 피해 그는 말없이 배낭을 열었다. 말은 않고 조심스레 배낭만 여는 그를 보며 더욱 화가 났지만, 국면의 변화가 있다 싶어 참고 지켜보았다. 그는 배낭 안에서 몇 시간 전에 뽑은 듯 보이는 새파란 갈대 하나를 꺼내 내 앞에 내려놓았다. 손을 편 성인 남자의 팔을 기준으로 중지 끝에서 팔꿈치에 이를 정도의 길이였다. 그리고는 배낭 옆 주머니를 열더니 작은 줄자를 하나 꺼냈다. 둘을 책상에 올린 그는 배낭을 옆에 차분히 내려 두고 물끄러미 나를 바라보았다. 갈대가 가방에서 나왔을 때 인내심의 끈이 터진 나는 오히려 편한 어조로 짧게 물었다.

이 둘은 뭡니까?

이 갈대는 병원에 오기 전까지 55센티미터였습니다.

그래서요?

지금은 50센티미터입니다.

그래서요?

5센티미터 차이가 납니다.

그래서요?

그 5센티미터가 지금 제 방광 안에 있는 것 같습니다.

할 말을 잃었다. 교과서에서도 본 적이 없고 선배들에게서도 들어 본 적 없는 일이었다. 갈대는 왜 5센티미터가 짧아졌으며, 그건 왜 저 사람 방광 안에 있다는 말인가. 미친 사람 같지도 않고 이런 일로 대학병원에서 장난칠 사람으로도 보이지 않는다. 거짓말이 아니라면 분명히 갈대 일부가 방광에 있다는 건데, 그럼 그게 거기 왜 들어갔단 말인가? 너무도 독특한 경우였기에 더 이상 이 사람에게 쓰는 시간이 아깝지 않았다. 점심을 못 먹어도 괜찮았다. 간호사에게 이분은 시간이 오래 걸리는 환자라고, 점심시간에도 진료를 할 테니 다른 환자분들께 안심하고 대기하시길 부탁하라 지시했다. 그리고 대화를 다시 시작했다.

자세히 이야기를 해 주셨으면 합니다. 갈대를 요도에 왜 넣은 겁니까? 그것도 음경 넘어 방광에 닿을 정도로 깊이.

아니! 제가 이 갈대를 요도에 넣은 건 어떻게 아셨습니까?

갈대가 방광에 있다면 들어갈 곳은 요도뿐입니다. 요도는 배출하는 힘만 있고 빨아들이는 힘은 없습니다. 갈대를 요도 입구에 조금 넣었다고 이런 일이 생기지는 않는다는 말입니다. 결국 저 갈대를 끝이 방광까지 닿도록 깊이 집어넣었다는 이야기가 됩니다. 성인 남성의 요도 길이는 18센티미터입니다. 짧은 길이가 아닙니다. 자, 다시 묻겠습니다. 선생님께선 요도에 이 갈대를 왜 넣으셨고, 어떻게 하다 일부가 안에 남았습니까?

자신이 해야 할 말을 내가 대신해 주자 남자는 순순히 입을 열기 시작했다.

그날은 날씨가 무척 좋은 날이었다. 늦은 봄에서 여름으로 넘어가는 어느 날, 그는 산의 싱그러움을 느끼고 싶어 등산을 가기로 했다. 좋아하는 옷을 챙겨 입고 늘 찾던 등산로를 올랐다. 그는 자신만 알고 있는, 등산로에서 약간 벗어난, 숨겨진 개울로 향했다. 그 자리는 햇살이 잘 들고, 느긋하게 기댈 바위도 있으며, 찾는 이가 본인뿐인 곳이었다. 잠시 물을 마시며 휴식을 취하던 그는 문득 물가에서 자라 오르는 신선한 갈대를 발견했다. 가을의 누런 갈대가 아닌 초여름 기운을 듬뿍 받은 싱싱한 갈대였다. 그는 풀피리라도 불까 싶어 갈대를 한 대 뽑았다. 아직 봄의 여리함을 벗어나지 못한 갈대의 끝은 하얀색에 가까운 연두색이었고 촉촉하며 부드러웠다. 순간, 그의 머릿속에 '이 갈대를 요도에 넣으면 어떤 기분이 들까?' 하는 생각이 스쳐 지나갔다.

아니! 잠깐만요. 이번이 처음이시라는 겁니까?

그렇습니다. 정말입니다.

요도가 얼마나 예민한데 처음 갈대를 넣으면서 그걸 방광까지 쑤셔 넣어서 마구 흔들었다고요?

아니, 아닙니다! 누가 경박하게 그걸 쑤셔 넣어 흔든단 말입니까? 조심스럽게 넣은 다음 손끝으로 톡톡 건드리는 겁니다.

아닌 것 같은데요. 거기도 자주 가는 자리이고 봄만 되면 갈대랑 잘 지내는 사이 아니십니까? 솔직하게 말해 보세요. 그런다고 갈대가 곤란해지는 것도 아니잖아요.

정말 이번이 처음입니다. 단순히 궁금했을 뿐이고 어쩌다 보니 부드러운 부분이 나올 때 남겨진 것입니다.

알겠습니다. 하지만 내시경을 보면 다 압니다. 요도의 점막은 워낙 부드럽기에 이전에 여러 차례 자극이 있었다면 흔적이 있을 수 있습니다. 이렇게 말씀드려도 이번이 처음입니까?

이번이 세 번째였다. 어느 책에 사정관과 요도가 만나는 지점이 쾌감의 중추이며, 그곳을 살살 건드리면 남성도 여성처럼 파도치듯 반복되는 오르가슴을 느낄 수 있다고 적혀 있더란다. 그는 그 문장에 사로잡혔고 마음 깊이 간직했다. (도대체 무슨 책을 읽은 것일까?) 그러던 어느 날 조용한 산에서 혼자 풀피리를 불던 그는 갈대의 끝이 무척 부드럽다는 사실을 알게 되었다. 그는 용기 내어 바지를 내리고 요도 입구에 부드러운 갈대 끝을 조금씩 넣어 보기 시작했다. 처음엔 힘들었지만, 그는 점점 넣는 깊이를 늘려 가며 도전을 이어 갔다. 그러던 세 번째 날, 결국 그는 갈대 줄기를 방광 깊이까지 넣을 수 있게 되었다. 문제는 갈대 끝이 방광 안에서 부러져 남겨졌다는 것. 갈대 줄기를 요도에서 뽑아

낸 후 부드러운 끝이 사라졌다는 것을 알게 된 그는 조각을 배출하기 위해 많은 양의 물을 마셔 수도 없이 소변을 보았다. 하지만 결국은 실패. 그는 병원을 찾았고, 그렇게 나를 마주하게 된 것이다.

전모가 밝혀졌으니 치료할 일만 남았다. 나는 그에게 방광 내시경이 무엇인지 알려 주었다. 모나미 153 볼펜만큼 굵은 30센티미터 길이의 스테인리스 방광 내시경은 방금 뽑은 부드러운 갈대처럼 만만하지 않을 거라고. (당시엔 지금처럼 연성 내시경이 없었다.)

많이 아픕니까?

무척 아픕니다. 전 살면서 가장 받기 싫은 검사가 방광 내시경입니다.

금방 끝납니까?

솔직히 모르겠습니다. 일반적인 내시경은 들여다보는 게 전부라서 3~4분이면 마치지만, 선생님 방광에는 보지도 못한 풀이 있을 테니 집어내는 데 시간이 걸릴 수 있겠지요. 사실 전 이런 경우는 처음이거든요.

처음이시라고요?

저라고 이런 일이 잦을 것 같습니까? 혹시 친구 중에 방광에 갈대 줄기를 넣어 흔들면서 시간을 보내는 분이 많으신가요?

그는 더 이상 질문하지 않았다. 외래 인력들에 의해 검사가 준비되었고 스테인리스 특제 모나미 153은 적합한 절차 아래 그의 요도를 지나갔다. 경성 요도 내시경은 무척 아프다. 마취용 젤리로 요도의 통증을 감소시킨다지만, 그 젤리를 발라서 아프지 않다고 말하는 사람은 단 한 명도 만난 적이 없다. 내시경 기구가 삽입되자 그는 홀로 집에서 아이를 낳는 산모처럼 힘들어했다. 가능하면 빨리 끝내야 했다. 그렇지 않으면 수술실에서 내시경을 보아야 한다. 환자가 지출할 비용이 급증하고, 입원과 전신 마취 과정을 겪어야 한다. '어떻게든 여기서 끝내야 해. 빠르게 갈대 조각을 찾아 집게로 집어낸다.' 머릿속엔 오로지 그 생각뿐이었다.

내시경 기구를 통해 방광에 식염수를 채운 다음 카메라를 집어넣으니 문제의 갈대가 보였다. 그것은 그의 말처럼 5센티미터 정도의 길이였으며 오래 삶은 파처럼 흐늘거리며 방광 속을 떠다니고 있었다. 방광에는 양쪽 신장에서 내려온 두 개의 요관이 연결되어 있다. 요관은 연동운동을 통해 소변을 끊임없이 이동시켜 방광 속으로 쏘아 넣는다. 물구나무를 서 있어도 방광으로 소변이 이동해 저장되는 것은 바로 이런 이유 때문이다. 그런데 문제는 방광 속으로 빠르게 유입되는 소변이 율동적인 조류를 만들어 낸다는 것. 가볍고 하늘거리는 갈대 조각은 거기에 휩쓸려 큰 움직임을 그리며 방광 속을 떠다니고 있었다. 그 정도가 빠르고 불규칙해서 내시경으로 그 모습을 쫓는 일은 상상 이상으로 어려웠다. 문제는 그뿐이 아니었다. 내시경 화면은 이차원인데 갈대 조각은 삼차원으로 움직였다. 애써 갈대 조각을 확인해 집게를 내밀어도 허탕 치는 경우가 여러 번 이어졌다. 결국 고통에 겨운 환자를 달래면서 차원을 넘나드는 갈대 조각을 잡아내는 일은 불가능하단 결론에 이르렀다.

그때 갑자기 번쩍! 어릴 적 기억이 떠올랐다. 여름 더위에 물이 말라 버린 저수지에서 동네 아저씨들과 잉어와 붕어를 손으로 건져 올린 장면이 생각난 것이다. (난 촌놈이다.)

'그렇지! 물이 줄어든 저수지에선 손으로도 물고기를 잡아낼 수 있었지. 방광을 채운 물을 비우자. 그럼 갈대의 이동 범위도 줄어들 거야.'

생각이 여기에 이르자 방광경 검사에 사용하는 검사용 식염수의 부피를 반으로 줄였다. 내시경으로 보니, 줄어든 방광의 부피 덕에 갈대의 이동 범위가 줄있지만 여전히 포획하기엔 역부족이었다. 방광에 찬 식염수를 조금 더 비워 냈다. 결국 갈대 조각은 최대 방광 부피 3분의 1 지점에서 제거되었다.

시술을 마치고 나니 그와 나 모두 땀에 푹 젖어 있었다. 나는 그에게 링거 형태의 항생제와 다소 강한 진통제를 처방해 한동안 주사실에 누웠다 갈 수 있도록 배려했다. 그리고 일주일 분의 항생제를 처방하고 혹시 열이 나면 바로 응급실로 오라고 설명한 뒤 귀가 조처했다.

일주일이 지나 그가 외래로 왔다. 열도 나지 않았고, 힘들어 보이는 표정도 아니었으며, 갈대가 들어 있던 배낭도 메고 있지 않았다. 그는 말쑥한 정장 차림에 비싸 보이는 까만 구두를 신고 있었다. 아마도 본인이 이상한 사람이 아니라는 사실을 옷차림으로 표현하고 싶었던 게 아닌가 하는 느낌이 들었다. 그는 담담한 표정으로 별일 없이 잘 지냈노라고 했다. 처음 이틀은 소변볼 때 통증으로 힘들었고, 그 뒤로는 마음이 혼란스러워 힘들었다고 했다. 난 그에게 사과의 말을 건넸다. 서둘러 말하지 않는다고 다그친 것이 죄송했다고. 외래에서 시간 싸움으로 매일을 보내다 보니 나도 모르게 윽박지르게 됐다고. 심문하듯 이유를 물은 것도 사과했다. 삽입한 깊이와 요도를 자극한 정도, 목적이나 시도 빈도를 물은 것은 이물질 제거 후에 어떤 치료를 추가할지 결정할 때 무척 중요한 정보라서 어쩔 수가 없었다고 말이다. 그는 나의 사과에 손사래를 쳤다. 나도 진심이었고 그도 진심이었다.

선생님, 요도는 다치면 무척 나쁜 일이 생기는 기관입니다. 앞으로는 그러지 않으시겠죠?

물론입니다. 일주일 동안 많은 생각을 했습니다. 저는 살면서 제 호기심이 늘 새로운 경험의 원동력이라 생각했습니다. 이번 경우도 사실 누굴 다치게 하는 일도 아니고 책에 나온 말에 홀려 호기심으로 조심스럽게 시도한 일인데, 결국 이런 망신에 선생님께 불편까지 끼쳐 면목이 없습니다.

여기서 우리의 만남은 끝이 났다. 그의 요도는 손상되지 않았고 감염도 없었기에 다시 외래에 올 일은 없었다. 행여 다른 비뇨기과 질환이 생긴다 해도 나에게는 오지 않을 것이다. 과하게 깔끔하게 차려입은 그의 차림에서, 들어오기 직전 공들여 광낸 듯한 반짝이는 그의 구두를 보며 난 그런 느낌을 받았다. 실제로 그는 그 뒤로 내 외래를 찾지 않았다. 하지만 그의 기억은 워낙 독특한 일이어서 아직도 가끔 나는 그가 떠오른다. 그리고 그때마다 한 가지 격언을 곱씹는다.

"호기심이 고양이를 죽인다."

요도에 대해 알아봅시다 ②

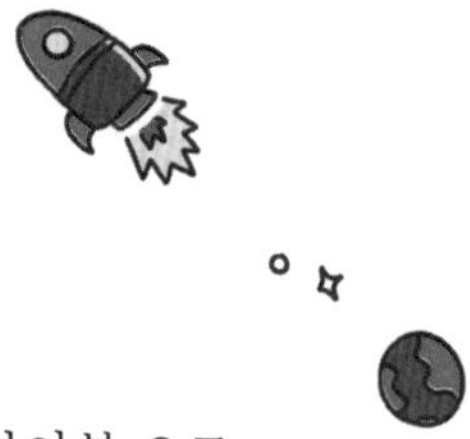

남성의 요도는 총 네 곳, 방광목 요도, 전립선 요도, 막양부 요도, 음경 요도로 나뉜다(그림 4 참고). '방광목 요도'는 요도의 시작이다. 방광 아래 요도와 방광이 만나는 지점을 '방광목'이라고 부른다. 머리와 몸통이 만나는 목처럼, 방광과 요도가 만나는 곳이라 그렇게 이름 지었다. 방광목 요도에는 내부 괄약근이 있어 소변이 요도로 내려가지 못하게 막아 준다. 방광목 요도는 요도가 시작되는 기준점이며, 오줌 배출을 제어하는 1차 관문이다.

그 아래인 '전립선 요도'는 전립선을 통과하는 구간에 속한 요도다. 여기에서 요도와 사정관이 만난다. 여기서 일어나는 재미난 현상을 하나 알아 두면 유용하다. 남성이 사정을 하게 되면 요도로 분출된 정액은 물리적으론 방광 쪽으로도 귀두 쪽으로도

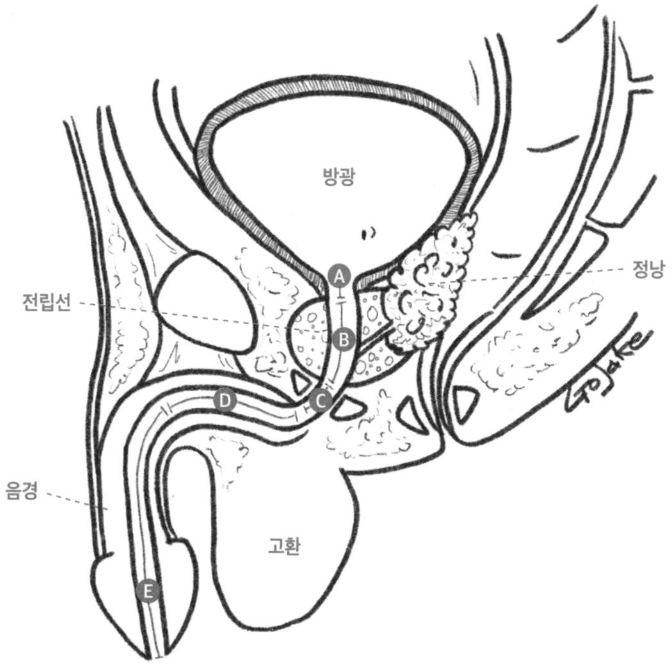

[그림 4] 남성 요도의 4구간

요도를 강조해서 도식화한 남성 비뇨생식기의 단면. 대문자로 요도의 여러 구간을 표시했다.

- Ⓐ : 방광목 요도. 내부 괄약근이 여기에 있다.
- Ⓑ : 전립선 요도.
- Ⓒ : 막양부 요도. 외부 괄약근이 여기에 있다.
- Ⓓ : 구부 요도. '배뇨 후 요점적'이 잘 생기는 곳이다.
- Ⓔ : 성기 요도. D와 E를 합해 '음경 요도'라 부른다.

갈 수 있다. 그렇기에 우리 몸은 사정할 때 방광목을 자동으로 닫아 버린다. 정액을 방광 쪽이 아니라 음경 쪽으로 배출하기 위해서다. 그런데 전립선비대증 약을 먹게 되면 이 작용이 방해받을 수 있다. 전립선 약의 역할이 전립선과 방광목 요도를 느슨하게 열어 주는 것이기에 사정할 때 이를 닫아 줄 수 없기 때문이다. 그럼 정액의 일부가 방광으로 들어가고 밖으로 나오는 실제 사정액은 줄어든다. 심한 경우 모든 정액이 방광으로 올라가 정액이 전혀 나오지 않기도 한다. 발기도 문제없고, 사정할 때의 쾌감도 그대로인데, 정액은 나오지 않는 상태가 되는 것이다. 이런 현상을 '약물에 의한 사정 장애' 또는 '역행성 사정'이라 부른다. 물론 정액이 바로 배출되지 않아도 걱정할 필요는 없다. 오줌 눌 때 흘러나오기 때문이다. 일부 남성들은 약을 먹은 후 정액이 나오지 않으면 전립선 약이 정력에 해롭다고 생각해 버린다. 그래서 약 먹는 횟수를 줄이거나 임의로 중단해 버린다. 하지만 전립선 약에는 여러 종류가 있고 이런 증상이 발생하지 않는 약도 있다. 약만 바꿔도 이 문제를 얼마든지 해결할 수 있다는 이야기다.

전립선 약을 먹다 정액이 나오지 않으면 임의로 약을 끊거나 끙끙 앓지 말고 주치의와 상의해라?

맞아. 약을 먹고 정액 양이 갑자기 줄었다고 한마디만 해 주면 전문의는 상황에 맞게 얼마든지 약을 바꿔 줄 수 있어.

솔직히 쾌감만 잘 느낄 수 있다면 정액이 나오지 않는 것도 나쁘진 않을 것 같은데? 관계 후에 씻거나 닦아 낼 필요가 없잖아? 콘돔 없이 관계할 때 양이 많으면 은근히 난감하다고. 특히 차에서는.

실제로 편하다는 분들도 많아. 몸이나 정력에 해가 되지 않는다며 자세히 설명하면, 절반은 그대로 약을 달라고 하시더라고. 나름 편한 면도 없지 않다는 의미겠지. 하지만 무척 섭섭해 하는 분들도 있어. “난 그놈을 눈으로 꼭 봐야겠어요!”라고 소리치는 분도 있었지. 그럼 약을 바꿔 드려.

우리 아버지도 전립선 약을 드시는데 그런 부작용이 없는지 여쭤봐야겠다. 혼자 고민하고 계실 수도 있으니까. ‘방광목 요도’ 다음이 ‘전립선 요도’였고 이젠 ‘막양부 요도’ 차례인가?

‘막양부 요도’는 외부 괄약근이 있다는 것 말고는 특별히 설명할 게 없어. 괄약근 이야기는 앞에서 충분히 나누었으니 바로 ‘음경 요도’로 넘어가자.

‘음경 요도’는 음경 해면체 속을 관통한다. 회음부에서 시작해 음경과 귀두까지 달하기에 어느 부분의 요도보다 길다. 음경 해면체의 3분의 1은 나무의 뿌리처럼 몸속에 묻혀 있다. 나머지 3분의 2는 밖으로 드러나 있고 우리는 그 부분을 성기라고 부른다. 그래서 음경 요도를 해면체에 속하는 ‘구부 요도’와 밖으로 드러난 ‘성기 요도’로 다시 나누기도 한다.

‘구부 요도’는 말 그대로 요도에서 굽어 있는 부분을 말한다. 방광목을 시작으로 아래로만 내려오던 요도는 이 구간에서 위로 굽어지면서 상승각을 만든다. 그러다 몸 밖으로 빠져나와 성기 요도에 다다르면 다시 아래를 향한다. 이런 상승 구간이 있으면 소변이 고일 수 있다. 요도에 근육이 있어 내부를 조일 수 있다면 이를 막을 수 있을 텐데, 음경 요도에는 이런 근육층이 없다. 앞의 세 부분(방광목 요도, 전립선 요도, 막양부 요도)은 방향이 아래를 향하는 데다 요도 속에 근육층이 있어서 소변을 보고 난 잔여물이 거의 남지 않는다. '성기 요도'는 내부를 조여 줄 근육층은 없지만 몸 밖으로 돌출돼 있어서 손으로 성기를 흔들어 소변을 털어 낼 수 있다. 오줌을 누고 나서 몇 방울의 잔여물이 남을 수 있는 부분이 구부 요도뿐인 것이다. 이런 이유로 구부 요도는 '배뇨 후 요점적'의 핵심 구간이 된다.

'배뇨 후 요점적'에 대하여

'배뇨 후 요점적'은 아주 성가신 증상이다. 오줌을 누고 음경을 충분히 털고 나서 속옷을 올렸음에도 예상치 못한 소변이 스르륵 흘러나와 찝찝함을 만드는 바로 그 증상. 남성들에게 소변과 관련된 성가신 증상들을 말해 보라 하면 늘 일등을 차지하는 것이 바로 '배뇨 후 요점적'이다. 이 증상은 나이가 들수록 심해진다. 우선 나이가 들면 전립선이 커지고 회음부 근육은 약화된다. 골반 속 장기들이 복압에 밀려 아래로 쏠린다. 하지만 음경 해면체의 뿌리는 치골에 단단히 고정되어 있어 구부 요도의 시작점만 아래로 처진다. 결과적으로 구부 요도의 상승 각도가 커지게 되고 소변이 더 잘 고이는 조건이 만들어진다.

나이와 무관하게 젊은 사람도 '배뇨 후 요점적'을 겪을 수 있다. 운동하지 않고 앉아 있는 시간이 길면 회음부 근육은 약해진다. 압박에 의한 혈액순환 부족으로 회음부 근육이 정상 상태를 유지하기 어렵기 때문이다. 거기에 복부 비만까지 겹치면 증가한 복압으로 골반 속 기관들이 아래로 밀린다. 회음부 근육의 약화와 골반 기관이 아래로 처지는 현상. 젊은 사람임에도 노인의 신체 조건을 가지게 되는 것이다. '배뇨 후 요점적'이 생겨 고민하는 젊은 남자라면 최근 몸무게가 많이 늘진 않았는지, 앉아 있는 시간이 길진 않은지, 운동량이 부족하지 않은지를 확인해야 한다.

전립선비대증 또한 '배뇨 후 요점적'의 원인이 될 수 있다. 전립선비대증은 노인성 질환인데, 식생활에 고기 비중이 늘면서 40대에도 흔히 발견된다. 사실 전립선의 성장이 무조건 해가 되는 것은 아니다. 어느 정도의 전립선 성장은 정액 생성과 배출에 도움을 준다. 하지만 수명이 늘어나고 영양 섭취가 과잉되면서 기준치 이상으로 자란 전립선이 요도를 압박해 문제를 일으킨다.

전립선이 요도를 눌러 좁아지면 오줌 누기 힘들어지겠군.

목을 조른 상태에서 말을 해 봐. 말하기도 힘들고 목소리도 변하지. 그런 일이 전립선에 의해 요도에 벌어지면 소변의 속도가 감소하는 거야.

나이나 식생활에 의해 전립선비대증이 생기는 건 알겠어. 전립선이 커지면 오줌을 가늘게 누게 되는 것도 이해가 돼. 그런데 그것이 구부 요도에 오줌이 고이는 것과 무슨 상관이 있지?

걷다가 도움닫기를 할 때와 달려가다 도움닫기를 할 때를 생각해 봐. 뛰어오르는 힘이 같아도 달리다가 도움닫기를 했을 때 훨씬 멀리 갈 수 있어. 오줌을 눌 때 속도가 빠르면 오줌에 작용한 관성으로 구부 요도의 상승 각도를 이겨 낼 수 있지. 달려온 탄력으로 경사면을 오른다고 생각하면 쉬워. 그런데 전립선비대증으로 요도가 좁아져 오줌의 속도가 떨어지면 어떻게 될까? 관성이 줄거나 거의 사라지겠지. 그럼 구부 요도의 상승 각도를 이길 수 없어 오줌이 고이는 거야.

요도엔 정말 많은 이야기가 숨어 있구나. 남은 이야기가 있을까?

하나 더 있어. 바로 요도 손상이야. 요도 중에 가장 많이 다치는 부분은 바로 이 구부 요도야.

구부 요도는 회음부 속에 있어서 다치기 어렵지 않아? 성기 요도는 밖에 있으니 다칠 수 있다지만 그곳은 좀처럼 다칠 일이 없을 거 같은데?

요도를 다치게 하는 일

구부 요도는 도저히 피할 수 없는 경우, 또는 위험을 전혀 인지하지 못할 때 다치게 된다. 흔한 원인으론 사다리 손상이 있다. 요즘 판매되는 알루미늄 사다리는 발 디디는 부분이 넓고 편평하게 되어 있어서 비교적 안전하지만, 옛날식 철봉 같은 사다리는 상황이 다르다. 아직도 농촌 과수원에 가면 이런 사다리를 어렵지 않게 볼 수 있는데, 발 디디는 부분이 원형으로 되어 있어 윗면이 좁다. 미끄러져 이 부분에 회음부를 찍히게 되면 그 속을 지나는 요도는 심한 손상을 입는다.

요도 손상은 자전거를 탈 때도 많이 일어난다. 언제부턴가 고가의 자전거가 국내에서 유통되기 시작했는데, 멋을 위해 자신의 다리 길이보다 안장을 높여 타는 경우를 흔히 본다. 그런데 안장을 과하게 높이면 발이 땅에 닿지 않기 때문에 충격 흡수 장치가 충분치 못하면 뾰족한 자전거 인장 머리에 구부 요도를 다칠 수 있다.

요즘은 자전거를 대부분 전용 도로에서 타는데, 요도를 다칠 만큼 안장에 충격이 발생할 상황이 있을까?

인도에서 도로로 바로 내려올 때 많이 다쳐. 아스팔트로 이어지는 인도 가장자리 블록의 높이를 잘못 가늠하면 꽤 큰 충격이 생기지.

인도 높이 한번 잘못 봤다가 피오줌을 누게 되는구나.

자전거 안장은 너무 높이지 말 것. 요철이 있는 곳에서 타는 자전거는 충격 흡수 장치가 있는 것을 고를 것. 안장 앞부분이 아닌 뒤편 넓은 쪽에 무게중심을 실을 것. 이 세 가지가 요도를 다치지 않고 자전거를 즐기는 중요한 원칙이야. 물론 요즘은 이 같은 정보가 널리 알려져서 예전보다 손상의 빈도가 많이 줄고 있는 것으로 알고 있어.

'구부 요도'도 어느 정도 정리됐으니 이젠 대망의 '성기 요도'에 대해 알려줘. 여기엔 어떤 이야기가 숨어 있지?

가끔 사람들이 이곳에 이상한 걸 넣곤 빼지 못해 응급실로 와. 산부인과도 이런 문제가 가끔 일어나긴 하는데, 비뇨기과에서도 만만치 않아. 요도에 이물질을 넣어 성적인 쾌감을 찾는 사람들이 종종 있거든. 종류도 무척 다양해. 기억에 남는 것은 갈대 줄기가 있고, 줄넘기를 잘라 그것을 요도에서 방광까지 전부 집어넣어 온 사람도 본 적 있어.

상상할 수 없는 일이야!

주변에 볼펜 심을 넣어 온 걸 봤다는 비뇨기과 의사만 세 명이야. 하긴 줄넘기나 갈대보다는 볼펜 심이 만만하지. 비교적 깨끗하기도 하고.

요도를 자극하면 실제로 쾌감이 발생할까?

그렇지 않을 거야. 그것이 사실이라면 환자들에게 긴 도뇨관을 넣을 때 가끔이라도 쾌감을 느끼는 표정을 짓는 사람이 나타났겠지. 그런데 비뇨기과 의사로 20년 가까운 세월을 보내면서 도뇨관을 넣을 때 좋아하는 모습을 보이는 환자는 단 한 명도 없었어. 그저 모두 아파할 뿐이었지.

그럼 그 사람들이 물건을 넣어 요도를 자극한 이유는 뭘까?

남들은 하지 않는 일을 한다는 영웅 심리거나 단순한 호기심일 수도 있겠지. 아니면 고통 그 자체를 즐기는 걸지도 몰라. 대부분은 통증을 힘들게 여기지만 소수는 그것을 주고받는 것을 즐거움으로 여기기도 하니까. 고통을 주는 것에 쾌감을 느끼는 '사디즘'과 받는 것을 즐기는 '마조히즘'이 있다잖아. 그런 행위는 일종의 자학적 마조히즘이 아닌가 싶어. 어쨌건 해 보기 전엔 알 수 없겠지. 혹시 해 보고 나에게 경험담을 들려줄 생각은 없니?

그럴 리가! 내 요도는 무척 소중하다고. 앞으로 60년은 더 써야 해. 고이고이 간직할 거야.

너는 정말 오래 살 생각이구나. 내가 오늘 해 준 이야기들을 잘 기억한다면 너의 소중한 그 요도, 건강히 오래 간직할 수 있을 거야.

시간은 금이다

다치면 치명적인 신체 기관은 웬만하면 두 개씩이다. 눈도 두 개, 귀도 두 개, 콩팥도 두 개. 하나를 크게 다치면 남은 하나로 맡은 기능을 유지하기 위해서일 것이다. 그렇다면 가장 중요한 뇌와 심장은 왜 하나일까? 소모하는 에너지가 커서 둘을 유지할 여유가 없다는 의견을 어느 책에서 읽은 기억이 있다. 게다가 뇌는 부피도 너무 크다. 그렇다면 간은? 어지간한 신체 기관 두 쪽을 합한 크기 이상인 데다 손상돼도 금방 자라난다. 그럼 음경은? 여성 생식기가 하나라서 음경이 둘일 이유가 딱히 없다.

생각해 보면 두 개인 기관이 하나 더 있다. 바로 고환이 그렇다. 그런데 고환은 다른 두 개인 기관들과 달리 둘 다 사라져도 생존에 큰 문제가 없다. 조선시대의 환관들을 생각해 보자.

목소리가 좀 달라져서 그렇지, 고환 없이도 고위 공무원의 역할을 충실히 해냈다. 고환이 사라지면 약간의 신체 변화가 발생할 뿐 사는 데는 별 지장이 없는 것이다. 그런데도 고환은 왜 둘일까? 아마도 그것은 자신의 유전자를 다음 세대로 전달하는 일이 생존만큼이나 중요하기 때문일 것이다.

고환은 크게 두 가지 기능을 가지고 있다. 우선 남성호르몬을 만들어 성욕을 느끼게 만든다. 그리고 정자를 만들어 남성의 유전 정보를 후세에 전달하게 만든다. 즉 생식 활동에 필수적인 기관이다. 이런 관점에서 고환은 무척 소중하다. 맞으면 그렇게나 아픈 건 그런 이유에서일 것이다. 고환은 누군가 만지려는 제스처만 취해도 움찔움찔 반사 신경이 작동할 만큼 예민하게 보호받는다. 우리 몸은 고환을 위한 물리적인 충격 흡수 장치도 마련해 두었다. 수술을 위해 음낭을 열어 보면 이를 알 수 있다. 고환 표면은 탄성이 있으면서 질긴 '백막'으로 싸여 있다. 이 단단한 막의 표면은 연마한 유리구슬처럼 매끄럽다. 고환을 담는 주머니의 내면도 매끄럽다. 매끄러운 고환과 음낭 주머니 사이에는 미끈한 윤활 액체까지 들어 있다. 그래서 일정 수준을 넘는 힘이 가해지면 고환은 다른 방향으로 쏘옥 도망가게 되어 있다. 움직이는 다리 사이에 위치한 고환 두 개가 서로 부딪히지 않는 것. 심지어 있는지도 모른 채로 걷고 뛰며 운동할 수 있는 이유는 바로 미꾸라지 같은 고환의 미끌거림 때문이다.

이렇게 보호받아야 한다면 고환은 어떤 이유로 몸 밖에 위치한 것일까? 여성의 난소처럼 골반 속에 자리 잡고 있으면, 심장이나 뇌처럼 뼈로 만들어진 보호 장치 안에 둔다면 훨씬 안전할 것인데 말이다. 이는 고환이 가장 효율적으로 기능할 수 있는 온도가 34도이고 이를 벗어나면 제 기능을 수행하지 못하기 때문이다. 사람의 체온은 36.5도로, 고환을 위한 기준에서 2~3도 정도 높다. 몸속에 있으면 적정 온도에서 벗어나기에 열을 발산하기 위해 몸 밖에 위치하고 있는 것이다.

물론 몸 밖에 있다고 문제가 전혀 없는 건 아니다. 우리를 둘러싼 기온은 수시로 변한다. 겨울에는 영하 10도에 이르며 여름에는 영상 40도에 가깝다. 하루 기온 차가 20도를 넘기도 한다. 이를 극복하기 위해 음낭 피부에는 자율신경의 조절을 받는 민무늬근이 있다. 이 근육은 온도에 따라 자동으로 수축과 이완을 하면서 고환의 열을 발산한다. 더운 날이면 이완되어 고환이 몸에서 멀어지게 만들고, 추운 날이면 수축해 몸으로 바짝 달라붙게 만든다. 더운 날 속옷을 벗은 어린 남자아이의 고환이 아래로 늘어져 달랑거리는 것. 추운 겨울 여자 친구가 차가운 손을 갑자기 속옷 안으로 쑥 넣으면 음낭이 확 쪼그라드는 것. (이따위 짓을 하면 정말 화가 난다.) 이는 음낭의 민무늬근이 온도에 반응하여 자동으로 고환을 보호해 주는 좋은 예시이다.

충격에 대한 몇 겹의 안전 장치가 있고 적정 온도에 대한 우리 몸의 배려 또한 지극하지만, 고환은 손상될 수 있다. 갑작스런 발차기나 날아온 야구공처럼 신경 반사를 넘어서는 속도의 타격을 입으면 백막에 균열이 갈 수 있다. 손상의 정도는 다양해서 작은 균열에 그칠 수도 있고, 고환과 부고환의 연결점이 떨어지는 일도 있으며, 산산조각으로 터져 버리기도 한다.

하지만 고환은 충격에 의해서만 손상되는 기관이 아니다. 가끔은 물리적인 작용 없이 고환을 잃을 수도 있다. 고환의 혈관망이 저절로 꼬여 혈류가 차단되는 경우가 바로 그것이다. 충격이 있건 없건 고환이 손상되면 대부분 지독한 통증이 생기지만, 가끔은 상황에 따라 견딜 만한 케이스도 있다. 하지만 참을 만하다는 이유로 고환 통증을 검사 없이 지나치다간 큰일이 생길 수 있다. 통증이 줄면 그만이지 않냐고, 백막에 상처가 생겨도 아물면 그만이지 않냐고 말할지 모르나 그렇지 않다. 고환의 손상에 늦지 않게 필요한 처치를 하지 않으면 돌이킬 수 없는 후유증이 남을 수 있다. 정자에 대한 자가항체가 생기거나 혈류 부족으로 고환 하나를 제거하는 상황이 적지 않게 일어나기 때문이다.

고환이 손상되면 일어나는 일

고환의 구조가 파괴되거나 부고환과의 연결이 끊어지면 속에 있던 정자들이 일반 조직에 닿게 된다. 시간이 지나면 백막이 아물고 문제가 사라지지 않을까 싶지만 그렇지 않다. 정자와 일반 조직의 만남은 면역학적으로 대형 사고다.

고교 시절 생물 시간에 배운 것을 떠올려 보자. 인간 남성의 체세포는 44+XY의 염색체 구조로 되어 있다. 정자는 감수분열을 한 상태이기에 22+X 또는 22+Y, 즉 체세포 절반의 염색체만 가지고 있다. (그래야만 똑같이 감수분열해 22+X인 난자와 만나 44+XX 또는 44+XY가 된다.) 면역세포들은 우리 몸의 유전자와 동일한 세포는 살려 두고 나머지를 공격한다. 이 작용은 자동적이며 조절되지 않는다. 게다가 한번 공격한 대상은 침입자로 등록해 두고 비슷한 무언가가 발견되면 다시 공격한다. 이것이 항체반응이며 이를 통해 특정 세포나 미생물에 대한 면역이 발생한다. 염색체가 반만 있는 정자는 어떨까? 우리 몸에서 만든 우리 정자이지만 면역세포 입장에서는 이물질일 뿐이다. 아군과 적군을 구별하는 기준이 44+XY이기 때문이다. 그래서 면역세포는 염색체가 반만 있는 정자를 발견하면 적으로 판단한다. 공격하고 항체를 만든다.

이런 작용으로부터 정자를 보호하기 위해 고환에는 BTB (Blood Testis Barrier)라고 부르는 면역 장벽이 있다. 이 장벽으로는 일정 크기 이상의 물질이 드나들 수 없어서 세포에 영양물질과 산소만 공급되고 면역세포는 이곳을 지나갈 수 없다. 이런 이유로 일반적인 남성의 몸에는 자신의 정자에 대한 항체가 없다.

강한 충격으로 고환에 금이 가거나 부서지면 정자를 보호하는 장벽이 망가진다. 정자가 밖으로 노출되어 면역세포들과 만나게 되고, '항정자항체'라는 자가면역 시스템이 발생하게 된다. 자가면역이란 우리 몸을 지키려 만든 면역세포가 세균이 아닌 우리 몸을 공격하는 것을 말한다. 물론 항정자항체가 생긴다고 해서 정자들이 모두 소멸하는 것은 아니다. 하지만 이 항체들이 정자에 달라붙으면 붙은 자리에 따라 난자를 수정시키는 능력이 감소하거나 운동성이 떨어진다. 정자가 있어도 임신에 도달하지 못하는 난임 확률이 증가하는 것이다. 학자들은 항정자항체의 생성 확률과 정도가 '정자가 면역세포에 노출되는 시간'에 비례한다고 추측하고 있다. 손상된 고환 조직이 외부에 오래 노출될수록 난임을 겪을 가능성이 높아진다는 뜻이다. 공에 맞아 고환을 다친 한 젊은 남자의 이야기를 살펴보자.

어떤 일로 오셨죠?

일주일 전에 야구공에 고환을 맞았습니다. 처음 며칠은 걷기만 불편한 정도였는데 어제 술을 한잔하고 나니 심하게 부어오르네요. 이젠 걷지도 못하겠어요.

맞았을 때 통증의 정도는요?

정말 번쩍했지요. 바로 앞으로 고꾸라져서 한 시간 정도 정신을 못 차릴 정도였습니다. 저녁이 되니 맞은 자리 아래로 피 멍이 들고 퉁퉁 붓더군요.

그 즉시 병원에 오지 않은 이유는 뭔가요?

고환을 맞으면 당연히 아프다고 생각했습니다. 게다가 부어오른 자리를 얼음 팩으로 식혀 주니 통증도 부기도 좀 덜해지더라고요.

그래서 병원도 오지 않고 있다가 어제 술까지 드신 건가요?

어제는 사업상 도저히 미룰 수 있는 자리가 아니었습니다. 처음에는 좀 꺼림칙했지만 마시다 보니 통증도 덜해지더라고요. 그런데 아침이 되니 너무 아파서 깼습니다. 엄청나게 부어 있더군요. 술을 마신 게 잘못일까요?

물론입니다. 술을 마신다고 몸에 염증이 생기는 경우는 드뭅니다만, 이미 몸에 염증이 생겨 있을 때는 그것이 악화됩니다. 일단 초음파를 봅시다. 충격에 의해 부고환염이 생겼고 술을 마셔 악화된 정도면 다행인데, 만약 고환의 막이 찢어져 손상됐다면 정말 큰일입니다.

환자는 초음파 검사를 받았고 좌측 고환 하부 3분의 1 지점에서 고환 균열이 발견되었다. 고환 내부 물질이 지저분하게 빠져나와 있었고, 피의 흐름이 증가된 걸로 보아 심한 염증이 발생한 상태였다. 보통의 고환 손상은 발견 즉시 수술한다. 출혈도 문제가 되지만 열려 버린 백막을 닫아 줘야만 정자에 대한 자가항체의 생성을 막을 수 있기 때문이다. 하지만 이 환자는 즉각 수술받지 못했다. 염증이 생긴 조직은 피가 많이 나기에 정확한 시야 확보가 어렵고, 제거할 조직과 살려야 할 조직의 구별도 어렵다. 게다가 그의 고환 조직은 병원에 오기 전 일주일 동안이나 면역세포에 노출되어 있었다. 마신 술에 의해 심한 염증까지 일어났다. 항정자항체가 발생할 다수의 조건들을 갖추고 있었다. 그는 대학병원에 입원해 일주일 동안 집중적인 항생제 치료 후에야 수술받을 수 있었다. 응급으로 즉시 받아야 할 수술을 2주나 늦게 받은 것이다. 이후 그에게 무정자증이 생겼는지, 아이가 생기지 않아 고생했는지는 알 수 없다. 하지만 그는 일반인들보다 훨씬 높은 확률로 난임을 겪을 것만은 분명했다.

고환의 혈관이 꼬이면 일어나는 일

충격에 의한 손상이 아니라 동맥이 막혀서 고환을 잃는 경우도 있다. 뇌졸중이나 심근경색처럼 혈관이 좁아지거나 혈전이 동맥을 막는 것이 아니다. 고환과 관련된 혈관 다발을 감싼 근육이 저절로 꼬이면서 매듭을 만들어 혈액의 소통을 막는 것이다. 황당한 점은 이런 일이 특별한 원인 없이 생긴다는 것이다. 고환은 최적 온도를 이유로 독립적으로 존재한다. 이를 위해 혈관들과 신경, 근육 같은 것들이 따로 준비되어야 한다. 우리 몸은 이런 여러 요소들을 다기능 케이블을 통해 한꺼번에 고환에 제공하는데 이것을 '정삭'이라고 부른다. 정삭 속에는 고환을 위한 여러 가지 요소들이 들어 있는데 중요한 구조물만 짚어도 이만큼 많다.

1. 고환 동맥 : 고환에 신선한 혈액을 공급한다.
2. 고환 정맥 : 고환에서 사용된 혈액을 몸으로 돌려보낸다.
3. 고환 신경 : 고환의 감각을 담당한다.
4. 고환 거근 : 정삭 속에 위치한 근육으로 고환을 몸 쪽으로 당기거나 아래로 처지도록 한다.
5. 고환 거근 신경 : 고환 거근에 신경 명령을 전달한다.
6. 정관 : 고환에서 만든 정자를 정낭으로 보내 준다.

앞서 말했듯 음낭은 온도 조절을 위해 수축과 이완을 자동으로 반복한다. 추울 때 수축해 고환을 몸 쪽으로 당기고, 더울 때 이완해 몸에서 멀게 만든다. 신변의 위협을 느끼면 수축하고 안정적이면 이완한다. 움직임이 급격한 운동을 하면 수축하고 운동을 마치면 이완한다. 즉 온도, 긴장 상태, 운동의 정도에 따라 그 톤이 변하는데, 때로는 성적인 꿈이나 남성호르몬에 의해서도 반응한다. 온도나 긴장 상태에 의한 고환 거근의 운동은 수축 또는 이완으로의 일관된 방향성을 가진다. 반면 꿈이나 호르몬에 의한 근육 자극은 자율적으로 꿈틀거리는 형태의 운동을 만들어 낸다. 이 과정에서 고환의 회전이 종종 발생하는데 이것이 과하게 되면 큰 매듭을 만들며 꼬여 버린다. 이것이 바로 '고환 염전'이다.

정삭이 꼬여 버리면 내부로 흐르는 물질 소통이 차단된다. 정삭을 통하는 여러 물질 중 가장 중요한 것은 동맥혈이다. 동맥이 막히면 고환으로의 산소 공급이 즉각 차단된다. 어떤 기관이든 산소가 차단되면 그 기관은 죽게 된다. 다행히 고환은 산소부족에 어느 정도 내성이 있어 뇌와 심장처럼 몇 분 만에 무슨 일이 생기는 것은 아니지만, 몇 시간을 넘길 정도로 산소가 부족하면 복구할 수 없는 손상이 서서히 진행된다. 하루를 완전히 넘기면 고환은 크기와 기능 측면에서 크게 손상된다. 심한 경우 손상된 고환을 제거해야 할 때도 있다. 그래서 고환 염전은 응급 질환이다. 의심되면 바로 비뇨기과로 달려가 초음파 검사로 고환 속의 혈류 유무를 확인한 다음 응급수술로 매듭을 풀어 줘야 한다.

그럼 어떨 때 염전을 의심해야 할까? 바로 고환이 갑자기 아파질 때다. 갑자기 고환 통증이 생겼는데 그 정도가 점점 심해진다면 고환 염전을 의심해야 한다. 그렇다면 모든 연령대의 남자들이 고환 통증이 생기면 병원으로 즉각 달려가야 할까? 그렇지는 않다. 자주 발생하는 연령대가 정해져 있기 때문이다. 고환 염전은 급격한 남성호르몬 증가와 성적인 꿈에 자극을 받기에 주로 청소년기에, 그리고 밤에 잘 발생한다. 그래서 초·중·고교를 다니는 나이 또래의 아이가 자다가 고환이 아파서 깼다면 무시하지 말고 응급실로 데려가야 한다. 최근에는 18개월 된 남아와 32세의 청년에게서 고환 염전이 발견되었다는 이야기를 동료 의사들로부터 들었다. 이런 경험을 고려하면, 청년기 이하의 남성에게 갑자기 고환 통증이 생긴다면 염전을 감안해 대처하라 말하고 싶다.

고환 통증이 있다고 모두 고환 염전인 것은 아니다. 부고환에 생긴 염증 또한 비슷한 통증이 생길 수 있다. 실제로 고환 통증으로 응급실을 가면 초음파 검사에서 염전보다 부고환염을 진단받는 경우가 훨씬 많다. 하지만 두 질환은 증상만으로 정확하게 구분하기 무척 힘들다. 다른 듯 유사한 점이 많기에 초음파 검사가 꼭 필요하다.

고환 손상에서도 시간이 중요하지만 고환 염전은 더 서둘러야 한다. 시간이 흐를수록 나쁜 영향이 커지기에 빨리 상황을 해결해야 한다. 물론 고환이 하나 없어도 생식력에는 큰 문제가 없다. 나머지 고환이 정자를 만들어 내기 때문이다. 하지만 현대사회에서 남성의 정자 수는 계속해서 감소하고 있다. 아이가 성인이 될 무렵 정자를 만드는 기능이 약해져 있다면 하나의 고환으로는 임신에 도달할 만큼의 정자를 만들어 내지 못할 수 있다.

아이의 고환 통증에 대한 부모의 대처 부족으로 마음 답답했던 경우를 살펴보자. 17세 남자 환자와 보호자인 그의 엄마는 오후 2시경에 병원에 찾아왔다.

어쩐 일로 오셨나요?

우리 아들이 고환이 아파서요.

언제부터 아팠나요?

어젯밤부터요.

어젯밤에 바로 응급실은 가지 않으셨고요?

네. 아침에 일어나니 좀 낫다기에 학교에 보냈는데 계속 아파서 엎드려 잤다는군요. 그래서 점심시간에 연락받고 바로 데려왔습니다.

어머님, 남지아이기 고환이 아프면 시긴을 가리지 밀고 응급실로 데려가야 합니다. 어젯밤에 응급실을 가셔야 했어요. 학교 마치기 전에 아이를 데려온 게 빠른 대처 같으실지 몰라도 그렇지 않습니다. 고환이 아픈 이유가 혈관이 꼬여 피가 통하지 않아 생긴 것이라면 자칫 아드님의 고환을 살리지 못할 수도 있습니다. 아픈 지 이미 열 시간이 넘었으니까요.

그게 무슨 말씀인가요? 고환이 어떻게 된다고요?

피가 안 통해서 고환 세포가 죽는다고요. 일단 서둘러 초음파를 봅시다.

바지를 내려 보니 환자의 고환 중 통증이 있는 왼쪽이 위로 당겨 올라가 있었다. 오른쪽은 정삭이 잘 만져지는데 왼쪽은 통증이 심해 만질 수가 없었다. 정삭 주변이 단단히 뭉쳐 있다는 것만 알 수 있었다. 초음파를 보니 예상대로 환자의 좌측 고환에는 혈류가 없었다. 우측 고환에는 고환 전체에서 박동하는 피의 흐름을 관찰할 수 있었지만, 좌측에서는 그런 흐름이 없었다. 예상대로 고환 염전이었다. 환자는 즉시 대학병원으로 이송되었고 수술을 통한 고환 염전 정복술과 고환 고정술을 받았다. (다행히 고환을 살릴 수 있었다.)

시간이 중요한 기관들이 있다. 즉각 대처하지 않으면 '요단강을 건너는' 기관들이 있다. 뇌가 그렇고 심장이 그렇다. 고환도 그중 하나다. 제발 사람들이 이것을 알아주었으면 한다. 고환 질환의 치료에는 시간이 중요하다. 다친 후에 치료를 빨리 받지 않으면 정자에 대한 항체가 생길 수 있다. 정삭이 꼬여 고환 조직이 심각하게 파괴되면 고환을 제거하는 수술을 받아야 할 수도 있다. 그런데 뇌와 심장과 달리 고환의 이런 응급성은 왜 알려지지 않은 것일까? 아마도 부끄러움 때문일 것이다. 사람들은 난임이나 무정자증이라는 진단명도, 한쪽 고환을 잃은 상태도 남들에게 말하기 부끄럽게 여긴다. 알리고 말할 만한 기관이 못 된다고 여겨 자기만 겪고 덮고 넘어가 버리기에, 질환의 심각성이 사회로 전달되지 못하는 것이다.

작은 증상에도 매번 예민하게 병원으로 달려와 진료를 보는 사람들이 있다. 그런 사람들 중 가끔 좀 과한 경우도 본다. 반대로 '이렇게 심한 통증을 어떻게 참고 있었을까?', '이렇게 다쳐 놓고 어떻게 술을 마실 생각을 하나?' 싶은 사람들도 있다. 사람마다 성격이 다르고 일에 대한 대처 방식도 천차만별인 것이다. 그런데 자기 몸에 무관심해 큰일을 겪는 사람들을 자주 접하다 보면, 어떤 질환들은 예민함이 무심함보다 나아 보인다. 고환 질환이 특히 그렇다.

고환 통증에 대해서는 사람들이 유달리 예민했으면 한다. 고환 통증은 염전에서만 발생하는 것은 아니다. 부고환염이나 요로감염, 요로 결석이나 전립선염으로도 생길 수 있다. 이 중 어느 하나도 방치해서 좋은 질환은 없다. 모두 즉각 치료를 요하는 질병들이다. 고환이 아프면 어차피 병원에 가야 하니, 기왕 움직일 일이라면 즉시 실행하길 권한다.

마지막으로 하나 더. 아들을 둔 부모라면 사는 지역에서 24시간 비뇨기과 진료를 볼 수 있는 응급 기관이 어디인지 미리 알아 두라 말하고 싶다. 고환의 혈류를 확인할 수 있는 성능 좋은 초음파를 가진 비뇨기과는 그리 많지 않다. 비뇨기과는 최근 일부 외과 과목들처럼 비인기 과목으로 낙인찍혀 전문의 공급이 무척 축소되었다. 그래서 응급 진료 가능한 곳을 미리 알아 두어야 한다. 그런 곳을 개인적으로 알아보기 어렵다면 동네 비뇨기과에 찾아가 보자. 개인병원 비뇨기과 의사들은 전립선암이나 방광암 환자들을 늘 인근 대학병원으로 의뢰한다. 그래서 응급 상황 시 찾을 수 있는 대학병원이 어딘지 잘 알고 있다. "내가 사는 지역 어느 대학병원이 야간에 응급 비뇨기과 진료가 가능한가?" 이 질문에 답을 미리 구해 둔 부모라면, 아이가 갑자기 고환이 아프다며 잠에서 깨어나 울더라도 당황하지 않고 적절한 대처를 할 수 있을 것이다. 다시 한 번 강조하지만 청소년의 고환 질환에는 시간이 생명이다. 이를 꼭 기억하고, 아들을 가진 주변 지인에게도 알려 주면 좋겠다. 뇌와 심장뿐 아니라 고환 질환에서도 시간은 금과 같다.

고환에 대해 알아봅시다

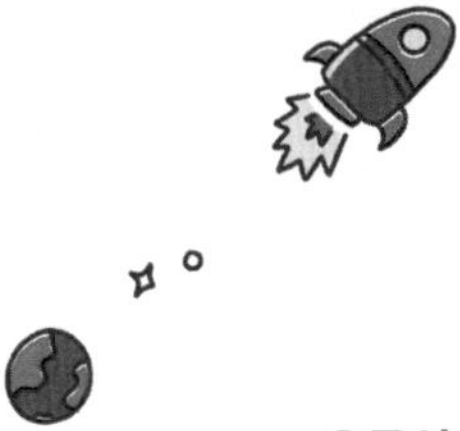

응급실로 가야 하는 고환 염전

고환이 아프면 바로 응급실에 가야 한다는 걸 처음 알았어. 응급실은 생명이 위태로울 때나 가는 곳이라 생각했거든. 단순한 고환 통증도 응급실로 달려가야 할 일이라니. 이걸 아는 사람이 얼마나 있을까?

정말 적지. 대학병원에 근무할 때 "아이가 고환이 아프다고 해서 바로 응급실로 왔습니다"라고 말하는 부모는 일 년에 한 번 볼까 말까였어. 대부분 견뎌 보다가 도저히 안 되겠다 싶어 오는 쪽이었지.

그럼 통증이 시작된 지 24시간이 넘으면 고환을 살릴 수 없다는 거야?

그렇진 않아. 고환 염전으로 생기는 매듭의 강도는 케이스마다 달라서 완전히 꽉 막힐 때도 있지만 어느 정도 혈액이 지나가는 수도 있거든. 수술실에서 음낭을 열어 고환을 꺼내 보고 색깔의 변화로 상태를 먼저 확인해. 완전히 죽어 버리면 색이 까맣거든. 다소 검붉은 색인데 매듭을 풀어 주니 붉은 빛이 더 돌아온다면 아직 살아 있다는 뜻이지. 그럼 고환은 유지할 수 있어.

매듭을 풀어도 새카맣게 변한 게 돌아오지 않는다면?

수술하는 주치의가 판단하겠지만 죽은 고환이 추가적인 합병증을 부를 만큼 손상되어 있으면 제거해. 그럼 음낭 안에 고환이 하나뿐인 상태가 되지.

하나뿐인 고환으로 임신이 가능해?

가능해. 고환 하나로도 충분한 양의 정자와 남성호르몬을 만들 수 있어. 그렇지만 남은 하나마저 다치면 무정자증이 되고, 남성호르몬 공급에 장애가 생겨 평생 주사로 보충해 주어야 해. 게다가 고환의 활동은 스트레스나 불면증, 운동 부족 같은 요소에 영향을 많이 받아. 고환이 하나뿐인 사람이 스트레스를 많이 받으면 남성호르몬과 정자 수의 감소 폭이 더 크겠지. 고환이 둘인 것보다 불리한 상황인 건 확실해.

관계할 때 여자 친구가 알아차릴 확률은 없니?

물론 있지. 거의 바로 알게 될 거야. 사람들은 정상이라고 생각하는 것과 다른 것에는 거부감을 갖는 경향이 있어. 이런 것이 고환이 하나뿐인 사람들을 상당히 괴롭히지. 사실 고환이 하나라 생기는 불편보다 성관계를 가질 때 상대가 알아차릴까 걱정하는 게 더 힘들다는 사람이 많았어.

거기에는 대책이 없니?

인공 고환을 넣어 주는 수술이 있어. 큰 수술은 아니지만, 치료가 아닌 미용 목적이라 건강보험의 적용이 안 돼. 수술비가 다소 비싼 편이지.

그렇구나. 밤에 고환이 아프면 바로 응급실! 낮에 아프면 가까운 비뇨기과! 학교 마치고 가는 게 아니라 증상이 생긴 즉시! 이 세 가지는 꼭 기억해야겠어.

적어도 아이들이 스무 살 되기 전까진 꼭 지켜야 할 철칙이야.

부고환염에 대하여

고환에 생기는 가장 흔한 질환은 사실 '부고환염'이다. 이는 요도를 통해 들어온 세균 때문에 생기기도 하고 스트레스, 운동 부족, 과중한 업무 등 컨디션 저하에 의해서도 발생할 수 있다. 실제로 고환 통증으로 개인병원이나 응급실을 방문하면 대부분은 부고환염을 진단받는다. 항생제 투여로 치료하며, 염전이나 손상처럼 수술이 필요하지는 않다. 약물 치료를 하는 질환이니 천천히 병원에 가도 되지 않느냐고 할 수 있지만 그렇진 않다. 부고환은 정자가 지나가며 운동성을 획득하는 일종의 훈련

소와 같은 곳인데, 중요한 점은 이 기관이 좁고 긴 관 하나로 이루어져 있다는 것이다(그림 5 참고).

하나의 관 형태를 가진 기관에 염증이 생길 때 의사들이 걱정하는 것은 그 구조가 막힐 수 있다는 점이다. 우리 몸은 염증 반응이 심하게 일어나면 다른 부위로 번지지 못하도록 주위 조직을 단단하게 만드는 특징이 있다. 그런데 단단해지는 과정에서 조직이 커지는 때도 있어서 염증 주변이 부풀어 오르기도 한다. 좁은 관으로 이루어진 부고환 속에서 긴 시간 또는 반복적으로 염증을 앓다 보면 감염된 조직 주변이 단단하게 부풀어 올라 정자가 지나는 관이 막힐 수 있다. 그렇게 되면 막힌 쪽의 고환에서 정자를 밖으로 배출할 수 없게 된다. 마치 한쪽만 정관수술을 받은 것처럼, 고환이 하나뿐인 상태와 다름없게 되는 것이다. 이렇듯 부고환의 염증이 정자의 통로를 막을 수 있다는 가능성을 생각하면 부고환염의 치료 또한 시간을 다투는 것이 좋다. 이래저래 생각해도 고환이 아플 때는 주저 없이 병원에 가야 한다.

방금 설명했던 부고환이란 게 뭔지 잘 모르겠어. 정확히 어디에 있는 거지?

고환 뒤에 달려 있는 가느다란 띠 모양의 기관이야. 새끼손가락보다 약간 짧고 굵기는 반쯤 될 거야. 부고환은 고환에 비해 부드러운 기관이라 만져서 알아차리기가 만만치 않아. 사람마다 크기 차이가 있어서 작은 사람은 있는지도 모르지. 나도 부고환이 뭔지 비뇨기과 수업을 듣고서야 알게 됐어.

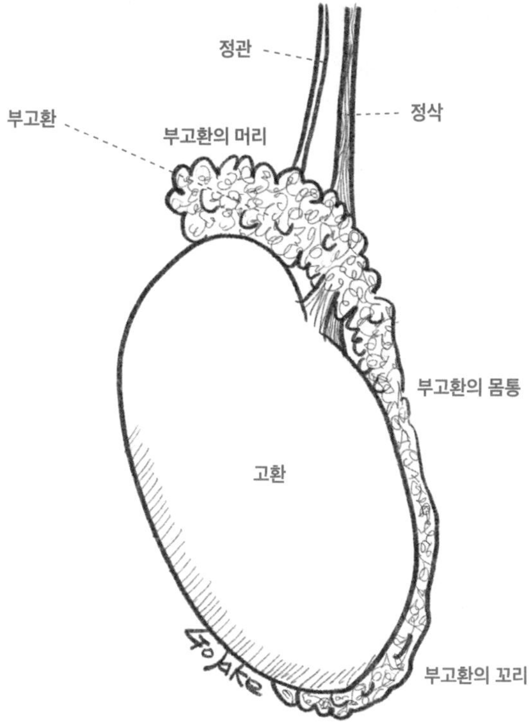

[그림 5] 고환과 부고환, 그리고 연관 구조물

- 고환 : 정자와 남성호르몬을 만든다.
- 부고환 : 고환에서 만든 정자를 성숙시켜 운동성을 가지게 만든다. 부고환은 고불고불한 하나의 관으로 만들어져 있어 손상되면 정자가 이동하기 어려워진다.
- 정관 : 고환에서 만들어진 정자를 전립선 방향으로 보내 주는 통로로, 피임을 위한 정관수술의 대상이 되는 지점이다.
- 정삭 : 고환에 혈액을 공급하고 교환하는 동맥과 정맥, 고환의 위치를 조절하는 고환 거근, 고환의 다양한 신경 조절을 위한 신경 다발이 들어 있다.

그렇다면 부고환이 우리 몸에서 하는 일은 뭐야?

고환에서 만들어진 정자에 여러 화학적인 처리를 해서 성숙시키는 일을 해. 그중 가장 중요한 일은 활동성을 부여하는 것이지. 고환에서 갓 만들어진 정자는 꼬리가 움직이지 않아서 헤엄치지 못해. 처음에는 자체적인 운동이 아닌 액체의 흐름에 쓸려 다니는 것이 전부야. 시간이 흘러 부고환 속을 모두 지나고 나서야 스스로의 힘으로 움직일 수 있게 돼. 결국 부고환이 하는 일은 정자 꼬리의 전원 버튼을 켜 주는 거야. 그러면 정자는 꼬리를 흔들며 헤엄치기 시작하고 정관을 통해 정낭 근처까지 올라가 사정을 기다리게 돼.

부고환이란 무척 중요한 일을 하는구나. 그런 중요한 기관이 하나의 튜브로 이루어져 있다니, 그건 좀 위험한 설계 같은데?

고환과 부고환이 두 개씩 있는 건 그 때문이겠지. 하나를 다치거나 기능에 손상이 생기면 다른 쪽이 만회할 수 있도록.

우리의 심장을 지탱할 혈관이 단 하나라면 어떨까? 지금처럼 사람들이 기름진 음식을 마음 편히 먹고 운동을 등한시할 수 있을까? 그렇지 못할 것이다. 심장의 굵은 혈관이 셋은 되기에, 그중 하나가 막혀도 나머지 둘이 병원까지 갈 동안 버텨 주기에, 막힌 혈관을 조영술을 통해 뚫을 수 있기에 사람들은 심장에 대해 다소 느긋한 태도를 보일 수 있다. 부고환에는 이보다 적은 두 개의 통로만 있다. 막힌 관을 다시 뚫기도 무척 어렵다. 가느다란 두 개의 관에 우리의 유전자를 다음 세대로 전달하는 기능이 걸려 있다. 염증이 생기면 빠르게 조치해야 하고 잦은 염증을 겪지 않게 주의해야 한다. 응급수술이 필요하지 않은 부고환염조차 치료를 미루면 위험하다는 점을 다시 한번 강조하고 싶다.

남성호르몬을 남용하면 생기는 일

고환의 기능은 남성호르몬과 정자 생성이지?

맞아. 생식의 핵심 기능이지.

남성호르몬이 없으면 어떻게 되지?

목소리를 굵게 하는 것. 근육을 크게 성장시키는 것. 음경의 크기와 발기력을 유지하는 것. 남성호르몬은 이런 것들에 관여해. 드라마 속 환관들의 모습을 생각해 봐. 체격이 작고 목소리가 가늘잖아. 성기능도 없는 상태야. 남성호르몬이 없는 상태를 그렇게 이해하면 정확할 거야.

그럼 호르몬이 넘치면 어떻게 될까? 요즘 남자들이 근육을 기르기 위해 남성호르몬을 주사로 맞거나 약으로 먹는데, 이럴 때 무정자증이 생긴다고 들었어. 어떤 이유에서 그런 거야?

고환에서 분비하는 남성호르몬은 시상하부와 뇌하수체라는 뇌 기관에 의해 조절 받아. 시상하부에서 명령을 내리면 뇌하수체는 황체형성호르몬과 여포자극호르몬을 만들지. 황체형성호르몬은 고환 속의 라이디히 세포를 자극해서 남성호르몬을 만들고, 여포자극호르몬은 세르톨리 세포를 자극해서 정자를 만들어(그림 6 참고). 남성호르몬의 혈중 농도가 올라가면 시상하부와 뇌하수체가 이를 인지하고 고환을 자극하는 것을 멈춰. 남성호르몬이 너무 높아도 문제가 되거든. "어? 남성호르몬이 높네? 일단 고환을 멈춰서 이 상황을 벗어나자!"라고 판단하는 거야. 문제는 황체형성호르몬과 여포자극호르몬이 여기에 동시에 영향을 받는다는 거야. 남성호르몬이 높아 조절이 필요하면 남성호르몬의 생산만 줄이는 게 아니라 고환 기능 자체를 멈춰 버리는 거야. 그럼 정자의 생성도 멎어서 무정자증이 되지. 우리 몸은 남성호르몬을 인위적으로 공급하는 상황에 대비하고 있지 않아. 남성호르몬이 높다면 그저 고환에서 많이 만들어 낸 것으로 인식하지. 그래서 운동선수들이 남성호르몬을 남용하면 무정자증이라는 부작용이 생기는 거야.

그럼 남성호르몬을 끊으면 돌아오는 거야? 무정자증이 생겨서 아주 돌아올 수 없다면 누가 운동을 위해 남성호르몬을 쓰겠어? "가끔 그런 일이 생긴다지만 나는 아니겠지" 하는 마음으로 다들 사용하는 것 같은데?
무정자증 회복 여부는 투여한 기간에 따라 달라. 기간이 길수록 정상으로 돌아오기 힘들어. 고환을 멈춰 둔 시간이 길수록 정상 복귀는 어려워지지.

제조업을 등한시한 선진국들과 비슷하네? 오랫동안 생필품을 수입에만 의

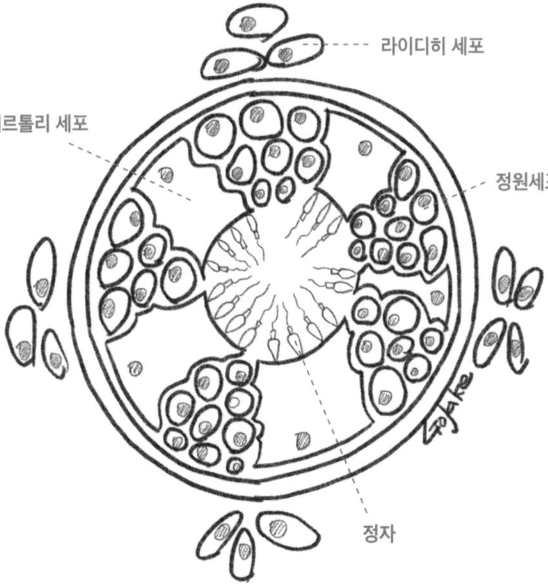

[그림 6] 고환 세포와 남성호르몬의 작용

- 라이디히 세포(Leydig cells) : 남성호르몬을 만든다.
- 세르톨리 세포(Certoli cells) : 정자 형성에 관여하며, 정자를 보호하는 기능이 있다.
- 정원세포 : 여러 번 세포 분열하며 정자가 된다.
- 정자 : 유전 정보의 절반을 담고 있으며, 난자와 결합해 수정체를 이룬다.

존하던 국가들은 갑작스런 위기가 생기면 물자 부족 현상이 일어나더라고.

맞아. 실제로 남성호르몬을 오래 투여하면 고환 크기가 작아져. 눈으로 보기에도 차이가 날 정도야. 호르몬과 정자 공장이 쪼그라드는 거지. 호르몬 공장은 외부에서 자꾸 물건을 들여오니까 문을 닫는 것이고, 정자 공장은 영문도 모른 채 주문이 들어오지 않아 문을 닫는 거야. 운동을 위해 개인이 남성호르몬을 사용하는 것은 불법이야. 식약청에서 금지할 때는 다 이유가 있는 거야. 운동하는 사람이라면 관심을 끊는 것이 좋다고 생각해. 정정당당하지도 못하고 몸에도 무척 해로워.

의료계에선 합법적인 치료만 해서 잘 모르겠지만 남성호르몬 남용은 일부에서 일어나는 일이 아니야. 요즘 운동하는 친구들 이야기를 들어 보면 무척 심각해. 헬스장 화장실에 가면 버려진 주사기가 심심찮게 발견된다고 해. 중요한 건 그게 얼마나 해로운지 잘 모른다는 거야. 알아봐야 무정자증 정도지. 내가 아는 친구는 보디 프로필 사진을 하나 남기고 싶어 운동을 시작했는데, 어느 정도 몸이 만들어지니 주변에서 주사나 알약을 권하나 봐. 그럼 다음 단계로 넘어갈 수 있다고.

그 친구 무조건 말려. 그러다 큰일 나겠다.

남성호르몬을 운동에 사용하는 사람들이 있다. 유튜브를 보면 의학적으로 상상할 수 없는 정도의 용량을 쓰는 사람도 있다. 호르몬 사용의 대표적인 부작용은 무정자증이다. 사람들이 가장 무서워하는 부작용도 그것이다. 그럼 아이를 낳지 않을 계획인 사람은 어떨까? 편히 사용해도 되지 않을까? 그렇지 않다. 부작용이 그뿐이 아니다. 높은 용량의 남성호르몬은 심장에 부담을 준다. 핏속에 적혈구의 수치를 증가시켜 혈액의 점도를 높게 만들기 때문이다. 빽빽해진 피를 순환시키려면 심장이 더 강하게 수축해야 하기에 심근이 발달하게 되는데, 이 과정이 정상을 벗어나면 심비대가 발생한다. 심비대는 무척 위험한 질병이다. 심장 근육은 커지는데 이를 먹여 살릴 심혈관의 발달은 한계가 있기 때문이다. 심비대가 진행하면 혈관이 막히지 않았는데도 심장 근육에 산소 공급이 부족하게 된다. 운동은커녕 협심증 환자처럼 일상생활 자체가 어려워질 수도 있고, 심한 경우 심장마비로 사망에 이르기도 한다.

공격성 증가 또한 문제가 된다. 여러 연구에서 남성의 공격적인 성향은 남성호르몬의 영향을 받는다고 밝혀져 있다. 정상 범위를 넘어선 남성호르몬의 투여는 이성적인 판단을 흐리고 비정상적 행동을 유발해 물의를 일으킬 수 있다. 평소 공격적인 성향으로 문제를 일으킨 적 있는 사람이라면 남성호르몬의 남용은 더욱 피해야 한다. 남을 위해서도 그렇지만 본인을 위해서 그러는 편이 옳다.

남성호르몬의 투여는 전립선암과도 연관이 있다. 물론 호르몬이 암을 만드는 것은 아니다. 다만 암이 발생한 상태에서 호르몬을 사용하면 질병이 빠르게 성장할 수 있다. 전립선암은 발병 빈도가 높다. 미국 남성 암 1위, 한국 남성 암 4위에 달한다. 그래서 의사들이 남성 갱년기 환자를 치료할 때면 반드시 '전립선 특이항원' 수치를 본다. 이 수치가 전립선암의 유무를 알아보는 데 무척 유용하기 때문이다. 본인의 혈색소 수치와 전립선 특이항원 수치를 알지 못하는 상태에서 허용량을 훨씬 초과하는 호르몬을 몸에 투여한다면, 노력해서 심장병을 만들고 신경 써서 암을 키우는 꼴이 될 수 있다. 호르몬은 약이 아니다. 생리 작용의 근본을 변화시키는 물질이다. 부디 호르몬을 오용하는 일이 없기를 당부한다. 요즘은 일부 여자 보디빌더들도 남성호르몬을 쓴다는 이야기를 들었다. 이는 남자에게 남성호르몬을 쓰는 것보다 더 큰 생체 교란을 일으킨다. 주변에 그런 사람이 있다면 멋진 몸을 칭찬해 주지 말고 망가진 그들의 이성을 바로잡아 주기를 바란다. 보기 좋은 몸보다 건강한 몸이 우선이다.

고환의 기능을 높여 주는 방법

그럼 저절로 고환 기능이 좋아지게 할 수는 없니? 남성호르몬도 올려 주면서 정자 숫자도 늘어나게 하는 그런 방법 말이야.

당연히 있지. 약을 쓰지 않고도 남성호르몬 수치와 정자 기능을 동시에 좋

아지게 할 수 있어. 성욕과 발기력이 좋아지고 근육도 잘 만들어지지. 정자의 상태가 수적으로나 질적으로 개선돼면 난임을 겪을 확률도 감소해.

원래 우리 몸에선 남성호르몬과 정자 생성이 반비례하지 않는구나!
당연하지. 고환이 잘 작동할 수 있는 환경만 만들어 주면 둘 다 많이 만들어 낼 수 있어.

그 환경이란 게 어떤 거야? 많이 힘들거나 대단한 뭔가를 먹어야 하나? 소위 정력제라 부르는 특별한 음식이나 약이 있는 건가?
그렇지 않아. 생활 습관을 바꾸고 골고루 먹는 것만으로도 개선할 수 있어. 물론 금연이라는 복병이 있지. 담배를 끊는 것은 생각보다 힘든 일이니까.

담배가 발기력에 나쁘단 건 이미 알고 있어. 혈관을 수축시키는 작용 때문에 고혈압에도 영향을 주고 발기도 안 된다지. 담배가 미치는 영향이 더 있어?
나도 잘 몰랐던 사실인데, 불임 과학 파드를 자세히 공부하면서 알게 되었어. 담배는 발기력만 나쁘게 만드는 게 아니야. 남성호르몬의 수치도 낮추고 정자의 숫자도 줄여. 그리고 만들어진 정자의 상태까지 악화시키지. 임신에 미치는 악영향이 한둘이 아니야.

그럼 담배는 발기력, 남성호르몬, 정자 수, 정자 품질, 이 모두를 악화시킨단 말이야? 남자 몸에 정말 해로운 게 담배였네.

그래. 담배가 심장과 혈압에 미치는 악영향을 워낙 강조해서 그렇지, 성기능에 미치는 악영향도 엄청나. 20년 전에 비하면 70퍼센트에 달하던 남성 흡연율이 40퍼센트까지 떨어지긴 했어. 하지만 여전히 담배를 피우는 남자들이 많아. 특히 20~30대 남성들의 흡연율이 가장 높지. 담배를 피우면 정력이 떨어진다고 홍보했으면 흡연율이 더 감소했을 거란 게 내 생각이야.

하긴 우리나라 남자들 정력 참 소중하게 생각하지. 그럼 흡연 말고 성기능에 나쁜 영향을 주는 다른 요소는 뭐가 있어?

사람들은 성기능을 강화시킬 방법에 대해 늘 묻는다. 하지만 이것은 올바른 질문이 아니다. 우리는 필요한 만큼의 성기능과 임신에 이를 수 있는 능력을 이미 갖추고 태어났다. 고환이 환경에 적응해 알아서 일할 수 있는 조건을 타고난 것이다. 건강한 남자라면 남성호르몬과 정자는 넘칠 만큼 만들어 낸다. 그러니 정력제에 관한 이야기는 하지 말자. 성기능은, 아니 고환 기능은 더 좋게 만들 수 있는 것이 아니다. 방해 요소를 제거해 원래 타고난 기능을 지켜 나가는 작업이다. 그럼 어떤 요소들이 고환 기능에 악영향을 미칠까? 잘 알아 두고 실생활에서 제거해 나가 보자.

첫째, 흡연. 이에 대한 피해는 앞선 대화에서 충분히 밝혀 두었다. 다만 끊기가 지독히 어려울 뿐이다. 금연 프로그램은 보건소와 다양한 병원에서 적극적으로 운영하고 있다. 혼자 힘으로 끊기가 어렵다면 전문가의 도움을 받아 보자. 치료비와 약제비의 상당 부분을 국가에서 부담해 준다. "국가가 나에게 해 주는 게 뭐가 있냐?"라는 유행어가 한때 인기를 끌었다. 다른 건 몰라도 금연한다고 마음먹으면 국가는 아주 많은 도움을 제공한다.

둘째, 온도 상승. 고환은 늘 통풍이 잘 되고 시원하게 있도록 해 주어야 한다. 사우나나 온욕을 즐기는 남성이라면 샤워 마지막에 찬물을 음낭에 30초 정도 뿌려 주길 늘 권한다. 이 방법은 사우나를 즐기는 중년 남성이 정력 감퇴를 호소할 때 특히 유용하다. 온욕이 주는 혈액순환 효과도 챙기고, 고환 기능을 방해하는 온도 상승은 찬물로 조절해 주는 것이다. 그리고 무릎 위 노트북 사용은 꼭 피해야 한다. 기계가 내뿜는 열도 문제지만 발생하는 전자파가 정자에 악영향을 미친다.

셋째, 압력 상승. 고환을 이루는 세포들도 산소와 영양물질을 필요로 하고 노폐물을 배출해야 한다. 꽉 끼는 바지나 속옷은 고환의 모세혈관을 눌러 피가 통하지 못하게 한다. 고환이 몸에 바짝 붙어 열 발산도 어려워진다. 오래 운전하거나 앉아 있는 자세를 유지하는 것만으로도 고환에는 큰 부담이 된다. 고등학생들이 그렇게 하듯, 앉아 있는 업무 50분마다 잠깐만 일어서 보자. 엉덩이에 힘을 꽉 주거나 제자리걸음을 하며 몸을 가볍게 움직이는 것만으로도 골반과 음낭에는 새로운 혈액이 들어온다. 집에서는 통이 넓은 파자마를 입되, 속옷은 벗고 자는 것으로 고환에 더 많은 자유를 줄 수 있다.

넷째, 수면 부족. 수많은 발기부전과 난임 환자들을 보면서 느낀 점이 있다. 수면의 질이 성기능에 무척 큰 영향을 미친다는 것이다. 30대 젊은 나이에 담배도 피우지 않는 건강한 남자가 정자 상태가 엉망이거나 발기가 안 되거나 남성호르몬이 감소해 있을 때 많은 경우에서 수면에 문제가 있는 것을 발견할 수 있었다. 인간은 주행성 동물이다. 낮에 일하고 밤에 쉬도록 디자인되어 있다. 수면의 질이 나빠져도 생존은 가능하지만 몸에서 일어나는 미세한 작동들은 영향을 받는다. 나는 난임 환자를 진료할 때 반드시 12시 이전에 잠자길 권유한다. 교대 근무하는 직장에서 일한다면 소견서나 진단서를 발행하여 일시적으로라도 인사이동을 받을 수 있게 돕는다. 최근 들어 아침 발기가 약해졌거나 성욕이 떨어지고 삶의 생기를 잃은 기분이 든다면, 난임 클리닉에서 정자의 수가 부족하다는 이야기를 들었다면, 우선 잠을 푹 잘 수 있는 환경을 만들어 보자. 적어도 12시 전에 잠들고, 주변의 방해 없이 일곱 시간 넘게 푹 잘 수 있는 생활. 이는 남성 성기능 향상에 필수적인 요소다.

다섯째, 불충분한 영양 섭취. 현대인들의 식단은 무척 단순하다. 특히 바쁘게 살아가는 젊은 층들이 그렇다. 20~30대 남성들의 식사 대부분을 덮밥이나 국밥 같은 단품 음식, 또는 편의점에서 판매하는 간편식이 차지하고 있다. 인간의 생존에 필요한 에너지는 3대 영양소만으로 충분히 공급될 수 있다. 하지만 인간이 가진 모든 기능들이 원활히 돌아가려면 추가적으로 필요한 인자들이 있다. 비타민, 엽산, 아연 같은 물질들이 그렇다. 비타민C는 활성산소를 제거해 정자의 손상을 막는다. 엽산은 정자의 유전 정보가 손상되지 않고 유지되도록 돕는다. 아연은 전립선액의 항생 능력을 강화시켜 정자가 세균으로부터 공격받지 못하게 한다. 우리가 늘 건강의 적으로만 여겼던 콜레스테롤은 남성호르몬을 만들어 내는 기본 물질로 쓰인다. 그러니 제철 음식을 골고루 먹는 것이 좋다. 그럴 여유가 없다면 영양제라도 챙겨 먹자. 특히 임신을 준비하기 위해 정자 품질에 신경 쓰는 남성이라면 균형 잡힌 멀티 비타민에 엽산과 아연을 동시에 공급하는 제품을 같이 복용하길 권한다.

마지막, 운동 부족. 남성호르몬의 대부분은 고환에서 만들어진다. 부신에서도 약간 만들어진다. 그런데 남성호르몬을 만드는 다른 곳이 하나 더 있다. 바로 근육이다. 최근 연구에서 부신에서 만든 DHEA라는 호르몬을 남성호르몬으로 바꾸어 주는 효소들이 근육에 있다는 사실이 밝혀졌다. 완전하진 않지만 근육도 남성호르몬을 만들어 낼 능력이 있는 것이다. 게다가 이 작용은 근육의 부피가 커질수록 강화된다. 실제로 우리 몸에서 커다란 근육을 발달시키면 남성호르몬이 증가한다. 큰 근육이라면 허벅지 근육과 엉덩이 근육을 들 수 있다. 상완과 가슴 근육도 못지않다. 고환의 안위를 챙기는 것 이외에도 우리가 남성호르몬을 높여 줄 다른 방법이 있는 것이다.

5~10킬로미터 정도의 중거리 달리기를 규칙적으로 해도 성기능이 좋아진다. 주 4회, 1일 40분 정도의 규칙적인 유산소 운동은 발기력을 좋게 만드는 효과가 있다. 이는 심폐기능 상승과 혈관 내피세포들이 활성화된 결과이다. 달리기를 하면 골반 속 혈액순환도 좋아진다. 고환으로 신선한 피가 공급되고 노폐물이 제거된다. 고환이 일을 잘할 수 있는 상황을 만들어 주는 것이다. 그런데 달리기를 통한 성기능 증진에는 주의할 점이 하나 있다. 10킬로미터 이상 너무 오래 달리면 오히려 남성호르몬이 감소한다. 심한 운동에 의한 스트레스 호르몬 증가가 남성호르몬을 감소시키고, 이를 통해 오로지 오래 뛸 수 있는 몸으로 적응하기 위한 근육량 감소가 일어나기 때문이다. 그러니 성기능을 위해 달리기를 한다면 너무 과하지 않은 정도로 즐기길 권한다.

비뇨기과에 대한 짧은 대화

비뇨기과라는 진료 과목이 어떤 장기를 치료하는지에 대해 명확히 알고 있는 사람은 드물다. 여기엔 대략 세 가지 정도 이유가 있다. 첫째, 진료 범위가 너무 넓다. 신장에서부터 요도까지, 고환에서 전립선까지. 배뇨기관과 생식기관을 모두 다루다 보니 의학을 전공하지 않은 사람이 이를 전부 알기가 만만치 않다. 둘째, 남녀의 생식기관 차이도 원인이 된다. 남녀는 생식기관과 배뇨기관의 역학 관계가 달라 진료할 과목을 생각할 때 혼선이 생긴다. 셋째, 사람들은 비뇨기과 진료 정보를 가능하면 숨기려 한다. 비뇨기과나 산부인과를 다녀왔다는 이유만으로 쓸데없는 구설에 휘말릴 수 있기에 사람들은 그것에 관한 이야기를 꺼린다. 자연히 그에 대한 정보가 널리 퍼지지 않게 되고, 사람들은 꼭 알아야 할 것도 모른 채로 살아가는 경우가 많다.

비뇨기과 영역에서 남녀가 어떻게 다른지, 어디가 아프면 어디로 가야 하는지에 대한 다음 대화를 살펴보면 선명한 기준을 얻을 수 있다.

비뇨기과 영역에서 여성과 남성의 가장 큰 차이는 뭐라고 보면 될까?

남성은 비뇨기와 생식기가 연결되어 있고 여성은 분리되어 있다는 거지. 남성은 비뇨생식기라 함께 부르고, 여성은 비뇨기와 생식기를 따로 부르는 게 맞을 거야.

여자들은 여러 이유로 산부인과를 많이 가게 되잖아. 웬만한 가벼운 진료는 거기서 보고 오더라고. 그런데 비뇨기과에서도 요실금이나 방광염에 대한 진료가 가능하다고 들었어. 어디가 아프면 어디로 간다는 원칙이 따로 있는 거야? 정확히 알아 두면 좋을 것 같아서.

좋은 질문이야. 많이 헷갈리는 문제지. 사실 각 과목의 영역을 정확히 알면 무척 쉬운 문제야. 한국 기준으로 비뇨기과에선 남녀의 배뇨기관과 남성의 생식기관을 진료한다고 생각하면 맞아. 반면 산부인과는 여성 생식기관과 여성의 임신과 출산을 맡고 있어. 출산을 위한 '산과'와 여성 질환을 다루는 '부인과'를 합친 것이 산부인과야. 이름만 들어도 바로 알 수 있지.

'한국 기준'이란 표현을 쓰던데 그건 어떤 의미야?

나라마다 진료 과목의 경계가 약간씩 다르거든. 예를 들면 독일에서는 유방 질환을 산부인과에서도 많이 본다고 해. 한국에서 유방 질환은 일반외과의 영역이지. 우리나라 기준이 어느 나라에서나 들어맞는 건 아니란 거지.

그렇구나. 그럼 여성의 배뇨기관은 비뇨기과에서 본다는 이야기네?

맞아. 신장, 요관, 방광, 요도처럼 소변을 만들고 배출하는 배뇨기관의 문제는 비뇨기과에서 다뤄. 약물 치료는 다른 과목들도 어느 정도 접근이 가능하다지만, 난치성 질환의 약물 치료나 수술이 필요한 질환의 치료는 완벽하게 비뇨기과에 속해.

많은 경우 여자들은 산부인과에서 방광염을 치료받는다고 들었어. 내 여자친구만 해도 방광염에 걸리면 산부인과를 가거든. 그런데 원칙적으론 비뇨기과로 가야 한다는 말이구나?

맞아. 자궁경부암 검진 같은 이유로 산부인과를 정기적으로 다니는 관성이 있다 보니 가벼운 비뇨기 질환도 산부인과에서 진료받는 경우가 많아. 하지만 방광에 대한 약이나 작동 원리를 가장 잘 아는 것은 비뇨기과 의사야. 일반적인 치료로 낫지 않아서 산부인과에서 우리 쪽으로 의뢰하는 방광염 환자가 적지 않아.

비뇨기과와 산부인과 영역을 좀 더 쉽게 나눌 기준은 없어?

소변과 정자가 지나가면 비뇨기과, 난자와 아기가 지나가면 산부인과다. 이렇게 생각하면 틀리지 않아.

상당히 선명한 구분인데? 좀더 자세히 설명해 줘.

소변을 먼저 생각해 봐. 소변은 콩팥에서 만들어. 그것이 요관으로 흘러내려와 방광에 저장되고 요도를 거쳐 몸 밖으로 배출되지. 지금까지 말한 네 개의 기관, 콩팥(신장), 요관, 방광, 요도는 소변을 만들고 저장하고 이송시키는 배뇨기관이야. 여기서 중요한 것은 남녀 구분이 없다는 거야. 남녀 가릴 것 없이 콩팥, 요관, 방광, 요도에 문제가 생기면 비뇨기과가 치료와 수술을 맡는다는 거지.

누구나 소변을 만들고 배출하니, 콩팥, 요관, 방광, 요도의 질환은 성별에 상관없이 비뇨기과로 가야 하는구나!

맞아. 이젠 정자로 넘어가 보자. 정자는 고환에서 만들어져서 부고환을 지나며 성숙되고, 정관과 정낭이 연결된 전립선을 거쳐 요도로 배출돼. 여기에서 언급한 다섯 기관, 고환, 부고환, 정관, 정낭, 전립선은 정자를 만들고 저장하고 이송하는 기관이야. 정자의 생성과 성숙, 이동, 생존과 관련이 있는 기관들에 대한 진료는 비뇨기과 영역이지(그림 7 참고).

그럼 난자가 나오는 난소에서 난자를 이송시키는 나팔관, 그리고 정자와 난자가 만나는 자궁은 산부인과 영역인 거구나?

맞아. 난자가 지나는 기관인 난소와 나팔관과 자궁은 산부인과 영역이지.

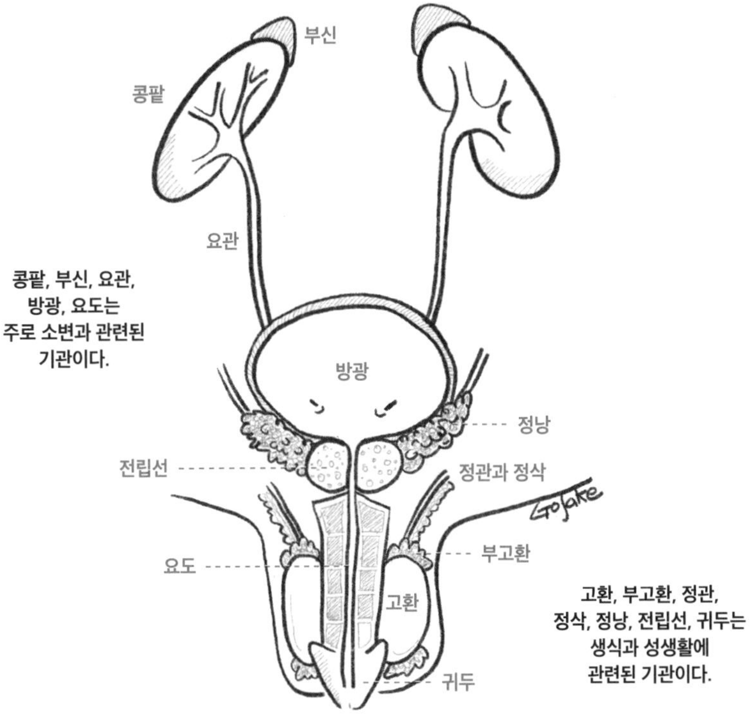

[그림 7] 전체 비뇨기관의 구조.

- 콩팥 : 수분과 노폐물을 배실할 소변을 만든다.
- 부신 : 각종 호르몬을 만든다.
- 요관 : 신장에서 만든 소변을 방광으로 전달한다.
- 방광 : 만들어진 소변을 저장한다.
- 요도 : 방광에 저장된 소변을 밖으로 배출한다.
- 고환 : 정자와 남성호르몬을 만든다.
- 부고환 : 정자가 활동성을 갖게 만든다.
- 정관과 정삭 : 정자를 전립선 방향으로 전달하고 고환에 혈액과 신경신호를 전달한다.
- 정낭 : 정액의 대부분을 만들고 저장한다.
- 전립선 : 정액의 일부를 만들고 배출한다.
- 귀두 : 촉각을 통한 쾌감으로 남성을 사정에 이르게 하고, 단단해진 음경 해면체에 여성 생식기가 다치지 않도록 보호한다.

그럼 자궁경부나 질, 소음순이나 대음순 같은 외부 생식기는 어떻게 설명할 거야?

아까 산부인과에서 진료 보는 기관은 난자와 아기가 지나가는 곳이라고 했어. 아이는 자궁에서 수정란으로 시작하여 성장한 다음 자궁경부를 열고 질을 통과해 외부 생식기를 거쳐 밖으로 나와. 그러니 '난자와 아기가 지나가는 부분'이 산부인과 진료 영역이라고 표현할 수 있어.

비뇨기과는 소변과 정자가 지나는 기관. 산부인과는 난자와 아기가 지나가는 기관. 이것만 기억해 두면 되겠네! 그런데 말이 나온 김에 하나만 더 묻자. 대변이 지나가는 곳은 어느 과목에서 보는 거야? (웃음)

대변이 지나가는 길에서 문제가 생기면 일반외과와 소화기내과에서 진료를 본다고 생각하면 돼. 하지만 치료 방법에 따라 과목이 달라지지. 약을 쓰거나 내시경으로 치료가 필요하면 소화기내과의 영역이고, 수술해야 하는 질환은 일반외과의 영역이라 여기면 맞아. 대변과 연관된 장기에 생긴 질병을 수술로 치료하면 외과, 약이나 내시경으로 치료하면 내과.

그럼 여러 상황을 문답으로 풀어 보며 마무리를 지어 보자.

여자의 방광염은 어디로 가면 되지?

비뇨기과로 가면 돼.

남자의 부고환염은 어떨까?

당연히 비뇨기과로 가야지.

우리 아버지 전립선비대증은?

비뇨기과로 오셔야지.

우리 할머니 전립선염은?

여자는 전립선이 없어.

아! 맞다. 그럼 젊은 여성의 잦은 질염은?

산부인과로 가야 해.

남자 친구가 성병에 걸렸을 때 여자는 어디로 가야 하지?

여성의 성병은 생식기인 질에 잘 발생하니 산부인과로 가야 해. 남자는 요도에 성병이 생기니 비뇨기과로 와야 하고.

여성의 요실금은 어디가 맞을까?

비뇨기과로 오는 게 맞는데, 작은 병원에서는 마취에 한계가 있어서 수술하지 않는 경우가 많아. 처음부터 입원실이 있는 중급 이상의 규모를 가진 병원의 비뇨기과 외래를 찾는 편이 좋아.

치질은 어떨까?

항문 질환인데 수술이 필요할 수 있으니 일반외과로 가야지. 항문외과면 더 좋고.

아랫배가 살살 아픈 여자가 산부인과와 비뇨기과를 갔는데 아무 문제 없다는 이야기를 들었다면?

일단 소화기내과를 들러 아랫배에 속한 부분의 장 진료를 보는 게 맞겠지.

남성 불임은 어디서 검사를 받아야 하지? 임신은 산부인과의 영역이잖아.

남성 불임에서 남자의 생식기 검사는 비뇨기과에서 하고, 인공수정은 난임 클리닉을 운영하는 전문 산부인과에서 맡고 있어. 정계 정맥류 같은 구조적 이상이나 남성호르몬 분비 이상은 비뇨기과에서 검사하기 때문에 난임 클리닉에서 그런 진료가 필요하다고 여겨지면 비뇨기과로 남자 쪽을 의뢰해. 단순 정자 검사는 아무 비뇨기과에서나 가능한데, 인공수정을 목적으로 하는 정자 검사는 무척 까다로워서 일반 비뇨기과나 산부인과에서는 진료할 수 없는 경우가 많아. 그런데 이런 구분도 지역이나 기관의 규모에 따라 무척 다른 편이라, 아이가 생기지 않아 진료를 보기로 마음먹었다면 처음에는 부부가 함께 난임 클리닉에 방문해서 인공수정을 도와줄 주치의가 내리는 판단과 지시를 따르는 게 좋아.

자신의 임신 능력에 이상이 없는지를 결혼 전에 가볍게 확인해 보고 싶은 정도라면?

미혼인 남자가 자신의 정자 상태나 남성호르몬 수치, 성병 유무 등을 점검하고 싶다면 비뇨기과를 들르면 돼. 하지만 처음부터 정밀 정자 검사를 원한다면 난임 클리닉으로 가는 게 맞아. 정밀 정자 검사를 할 수 있는 전문 연구원은 주로 난임 클리닉에 근무하거든.

정말 고마워. 오늘 내 머릿속 '인간의 골반' 영역에 선명한 신호등이 빡! 생겨 버렸어.

골반은 여러 진료 과목이 동시에 관련되는 복잡한 영역이야. 정리를 잘해 두면 진료받으러 갈 때 두고두고 편할 거야.

남자의
향기

음경 아래쪽에 새끼손톱 길이만 한 찢어진 상처가 있었다. 출혈이 심했는지 바지 안감과 속옷 곳곳에 말라붙은 핏자국도 보였다. 이 바지를 다시 입기는 힘들겠다 싶었다. 상처에는 피를 닦으려 사용한 휴지 잔여물과 실밥 같은 것들이 지저분하게 붙어 있었다. 감염의 원인이 되기에 식염수로 얼른 닦아 냈다. 깨끗해진 상처는 생각보다 나쁘지 않았다. 위치가 음경 하부라서 요도 손상을 걱정했으나 그런 징후는 보이지 않았다. 환자는 배뇨통도 없고, 소변검사도 정상이었다. 음경 속 구조물까지 다치진 않았고 피부만 찢어진 모양이었다.

봉합하기 전 환자에게 어떤 물건과 과정으로 인해 다치게 되었는지를 물었다. 그런데 환자는 언제 다쳤는지만 알려 줄 뿐 어떻게 다쳤는지는 말해 주지 않았다. 그저 무언가에 걸려 찢어졌다는 말만 반복할 뿐이었다. 난처했다. 그 무언가가 녹슨 쇠라면 이 사람은 파상풍 주사를 맞아야 한다. 그 무언가가 오물이 묻은 물체라면 상처를 지연 봉합해야 한다. 일주일 정도 충분히 소독한 뒤 항생제를 쓰고 닫아야 한다는 뜻이다. 오염된 상처는 처음에는 멀쩡해 보여도 결국 감염되어 녹아내리기 때문이다. 일단 상처를 바로 봉합하지 않고 붕대를 감은 후 바지를 입으라고 그에게 말했다. 소독과 봉합만 받으면 될 줄 알았던 그는 처음에는 바로 꿰매 주면 안 되냐고 고집을 부렸다. 하지만 냉한 표정으로 돌아선 내 얼굴을 보고는 말없이 바지를 올렸다. 우리는 자리를 옮겼다.

진료실로 들어오자 그의 여자 친구로 보이는 보호자가 들어와 그의 옆에 자리를 잡았다. 진료 중인 의사가 보고 있음에도 둘은 슬며시 손을 잡았다. 약간은 신경 쓰였지만 무시하고 질문을 이어 갔다. 어떤 물건에 다친 것인지는 피부 봉합의 시기를 가리는 중요한 정보다. 확인을 미루거나 무시할 수 없었다. 그래서 나는 다양한 각도로 알아내려 애썼다. 하지만 상황은 달라지지 않았다. 순조롭게 대화를 이어 가다가도 왜 다쳤는지를 물으면 그는 입을 닫고 고개를 돌려 여자 친구를 바라보았다. 여자는 그를 보며 표정 없이 눈만 깜박거렸다.

'여자 친구 때문에 할 말을 못 하는 게 아닐까?' 하는 생각에 보호자에게 잠시 나가 있기를 요청했다. 하지만 환자가 거부 의사를 표했다. (그 요청에 여자는 나를 바라보며 눈을 깜박거렸다.) 보호자 때문에 말 못 하는 게 아니란 것이었다. 화가 치밀었지만 다행히 그날은 외래 환자가 적어 시간적 여유가 있었다. '알아낼 수 있다. 천천히 캐다 보면 답이 나올 것이니, 일단 항생제 주사를 먼저 주자.' 그런 생각이 들었다.

주사 먼저 맞고 봉합을 결정합시다.

네, 알겠습니다.

(그때 갑자기 그의 여자 친구가 웃음을 터뜨리며 소리쳤다.)

뭐라고요? 고추에 주사를 맞는다고요? 아하하하하!

갑자기 여자 웃음소리가 크게 터져 나오자 그와 나는 무척 당황했다. 의사와 환자 사이의 대화였고, 주사를 쓴다고만 했지 음경에 놓는다고 설명하진 않았기에 그녀의 갑작스러운 반응은 무척 당황스러웠다. 그녀가 깔깔거리며 웃고 있었기에 그와 나는 어떠한 행동도 취하지 못한 채 그녀가 멈추기를 기다리고 있었다. 그러다가 나는 환하게 웃는 그녀의 치아에 뭔가가 있다는 것을 발견했다. 하지만 그녀의 입에서 웃음기가 사라지자 그것은 이내 모습을 감추었다. 무엇인지 궁금했다. 뭔가 이 상황에 중요한 단서처럼 여겨졌다. 그녀를 다시 웃겨야 했다.

아니, 고추라니요? 음경입니다. 음경에 주사를 놓을 생각입니다. 보호자분은 환자분이 주사 맞는 게 무척 고소하신 모양인데, 기왕 이렇게 된 거 빨리 낫게 음경에 주사를 두 대쯤 놔 드릴까요?

아니요! 아니요! 세 대 놔 주세요. 몹시 아프게요! 고추 끝에 놔 주세요!

부부나 커플을 함께 진료하다 보면 환자가 주사를 맞게 될 때 유난히 좋아하며 고소해 하는 보호자를 종종 본다. 여자도 남자가 겪을 고통에 완전히 신이 나 버렸고, 잇몸이 보이도록 환하게 웃었다. 그러자 그녀 치아에 부착된 반짝이는 교정용 보철이 눈에 띄었다. 하지만 내 눈을 스쳐 간 것은 다른 것이었다. 그것은 그녀의 좌측 상악 두 번째 앞니와 송곳니 사이에 끼어 있었다. 약간 납작한 단면에, 모근 쪽은 굵고 끝으로 갈수록 가늘어지며, 약간 곱슬거리는 성질을 가진 털. 그것은 음모였다. 그녀의 교정용 보철과 거기에 낀 음모. 상황은 단번에 파악되었다. 상황을 알아차린 나는 알 수 없는 자부심에 순간 미소를 지었다. 하지만 비밀을 알아낸 만족감도 잠시, 나는 바로 고민에 빠졌다. 상처 이름이 '단순 열상'이 아닌 '휴먼 바이트'로 바뀌었기 때문이다.

의학에선 사람이 깨문 상처를 '휴먼 바이트'(human bite), 개가 문 상처를 '도그 바이트'(dog bite)라고 부른다. 이빨에 물린 상처를 이렇게 다른 이름을 지어 부르는 이유는 치료 절차가 일반 상처와 다르기 때문이다. 사람의 입이건 짐승의 입이건 생각보다 많은 수의 균이 자란다. 믿기 어렵겠지만 때에 따라 항문보다 세균이 많은 곳이 사람의 입이다. 입을 오래 다물고 있거나, 담배를 피우면서 양치를 잘 하지 않는다면 세균 수는 더욱 증가한다. 그래서 짐승이건 사람이건 관계없이 이빨에 물려 발생한 상처에선 많은 수에서 심한 감염이 발생한다.

상처와 감염은 아프다는 점에서는 같지만 근본적으로는 다르다. 상처는 물리적인 힘으로 피부가 파괴되어 갈라지는 것이고, 감염은 세균이 사람의 몸에 침투해 증식하는 것이다. 상처가 난 자리에 감염이 되기도 하지만, 처치를 잘 하면 감염이 생기지 않을 수도 있다. 또한, 상처 없이 감염이 발생할 수도 있다. 상처와 감염이 늘 동시에 일어나는 것은 아니라는 뜻이다. 하지만 물린 상처는 예외다. 이빨의 날카로움 덕에 눈에 보이지 않는 세균들이 조직 깊숙이 박힌다. 겉으론 깨끗해 보여도 바로 봉합하면 소독에서 살아남은 균이 증식해 감염으로 이어진다. 그래서 물린 상처는 어지간해선 바로 봉합하지 않는 것이다.

여하튼 나는 그의 상처가 여자 친구의 치아 또는 보철에 걸려 찢어졌다는 강한 심증을 갖게 되었다. 봉합하지 않는 것이 정석이었다. 그런데 그는 바로 봉합해 주길 원했다. 사람의 입으로 만든 상처라고 알려 주지도 않았다. 다행히 상처의 크기는 크지 않고, 상태 또한 나쁘지 않았다. 치아에 음모가 낀 그녀에게선 담배 냄새가 나지 않았고, 칫솔질을 게을리할 인상도 아니었다. 상처가 작고 깨끗한 경우 휴먼 바이트도 봉합할 때가 있다. 그런 맥락이라면 그의 상처를 봉합하지 않을 이유도 크게 없었다. 그런데도 나는 선뜻 그의 상처를 봉합할 수 없었다. 휴먼 바이트의 처절한 후유증을 겪은 사람의 이야기를 선배에게서 들은 적이 있기 때문이다.

선배가 대학병원 일 년 차일 무렵. 어느 동네 병원에서 장문의 사연이 적힌 소견서를 동봉해서 한 남자를 의뢰했다. 도착 당시 그의 음경과 음낭에는 조절되지 않는 심각한 감염과 조직 괴사가 발생해 있었기에 즉각 입원 조치되었다. 소견서의 내용은 대충 이렇다. 평소 귀두와 포피에 습진을 자주 앓던 그는, 어느 날 귀두에서 3센티미터쯤 아래쪽 음경 피부에 습진으로 갈리진 상처에 염증이 생겼다며 동네 병원을 찾았다. 그는 이미 예전부터 반복되는 피부 트러블로 포경수술을 마음먹고 있었기에 개인병원 원장은 염증이 생긴 상처를 포함해 불필요한 피부를 제거하고 깨끗이 봉합해 주었다. 그런데 수술 후 4일이 지나자 상처에 고름이 심하게 생기면서 봉합 부위가 크게 벌어졌다. 그리고 빠른 속도로 주변 조직이 시커멓게 변하면서 피부가 썩기 시작했다. 거기다 원인을 알 수 없는 수포가 음낭을 시작으로 발생해 음경 쪽으로 번져 오기 시작했다. 조직의 감염과 수포가 만나 그의 음경은 다른 차원의 장기로 변해 가기 시작했다. 그래서 그는 급히 대학병원으로 보내졌다.

입원 후 복합 투여된 정맥 항생제로도 그의 상태는 쉽사리 호전되지 않았다. 상처에선 고름이 흘렀고 지독한 냄새가 났다. 수포도 여전히 맹위를 떨쳤다. 습진을 자주 앓던 피부는 원래 포경수술 후에 탈이 잘 난다. 그렇다고 해도 그의 상태는 정도를 벗어나 있었다. 당뇨가 있을 뿐 나이도 젊고 간 질환도 없었다. 환자의 기본 조건으로 보아 그런 심한 감염은 이해할 수 없는 일이었다. 선배는 소독할 때마다 원인이 될 만한 단서를 찾기 위해 이런저런 질문을 했다. 하나의 단서도 그의 치료에 도움이 될까 해서였다. 그러나 환자는 늘 머뭇거리며 좀처럼 입을 열지 않았다. 그저 앓던 습진으로 피부가 갈라지고 고름이 나 병원엘 찾아갔다가 이렇게 되었다는 말만 반복할 뿐이었다. 하지만 입원 3일 차에도 호전의 기미는 고사하고 악화 일로만 걷는 자신의 음경을 바라보던 그는 결국 솔직히 사연을 털어놓았다.

사실 처음 음경에 있던 상처는 습진으로 갈라진 게 아니었습니다.

그럼 그 상처는 어디서 난 건데요?

유흥가에서 술을 마시고 관계를 가지다 생긴 상처입니다.

관계 중에 상처가 날 일이 뭐가 있나요? 마찰 때문에 피부가 좀 쓸리면 몰라도 갈라질 정도로 다칠 일은 잘 없잖아요?

상대방이 입에 넣고 있다가 이빨로 깨물었습니다.

사람이 물어서 생긴 상처란 말인가요?

그렇습니다. 제가 강제로 뭔가를 하려다 그리된 것은 아닙니다. 술이 많이 취한 데다 상대는 성적으로 무척 흥분해 있었어요. 과격하게 성관계를 가지다 그만 피부에 상처가 생길 만큼 세게 깨물어 버린 겁니다.

실마리가 잡히기 시작했다. 오염된 상처를 만드는 '휴먼 바이트'라는 단서를 찾아낸 것이다. 꽉 막힌 퍼즐이 조금씩 풀리기 시작했다. 그렇다면 수포는? 선배는 질문을 이어 갔다.

혹시 그날 그 여자분 입에 물집이나 빨간 반점이 있진 않던가요?

어떻게 아시죠? 그 여자 입술 옆에 작은 물집 비슷한 게 있었습니다. 사람들이 피곤하면 입에 나는, 뭐 그런 거 있잖아요. 뭐라고 부르더라?

단순포진?

아니요. 그런 거 말고요.

헤르페스?

맞습니다. 그런 이름이었어요. 상대는 조금만 피곤해도 그게 입술에 나서 상당히 성가시단 말을 했습니다. 꽤 답답해 하며 길게 하소연했기에 지금도 기억이 납니다. 그런데 그게 중요한 정보인가요?

단순포진과 헤르페스는 같은 말입니다. 면역력이 약해지면 입술이나 생식기 주변에 수포를 만들어 내는 질환이죠. 그 질환은 키스나 성관계를 통해 옮습니다. 구강성교도 예외가 아니고요. 이제 환자분이 왜 이렇게 되었는지 알 것 같습니다. 과장님께 보고 드려서 치료에 참고하도록 하겠습니다.

진작에 말씀드릴 걸 그랬나 봅니다….

사람에게 물린 상처는 바로 봉합하면 안 됩니다. 사람에게 물렸다는 것을 알려 주셨어야 했습니다. 처음에 그 말만 해 주셨어도 상처를 포경수술로 해결할 일이 없었을 것이고, 그럼 환자분은 여기 누워 있지 않아도 됐을 겁니다. 정말 중요한 정보를 알려 주지 않은 것입니다.

습진을 자주 앓는 피부는 얇고 여리다. 수술하면 상처가 벌어질 확률이 높다. 한편 휴먼 바이트에 의한 상처는 숨은 세균이 많기에 바로 봉합하면 대부분 감염된다. 상대가 입술 수포로 자주 고생한다는 이야기로 짐작하면 헤르페스 중에서도 증상이 심각한 2형이었을 것이다. (헤르페스는 임상 경과가 온화한 '1형'과 공격적인 '2형'이 있다) 단순포진 2형의 최초 발현은 대상포진에 가까울 만큼 극심한 경우가 많다. 게다가 환자는 당뇨를 앓고 있었기에 감염에 취약했다. 잦은 습진에 약해진 피부, 많은 세균, 강력한 바이러스, 감염에 취약한 기저 질환. 환자의 음경을 둘러싼 이 네 가지의 악재를 미리 알았다면 동네 병원 의사는 절대 포경수술로 이 상황을 해결하지 않았을 것이다. 항생제와 항바이러스제의 집중 투여, 그리고 충분한 소독으로 감염을 제압하고 난 후에 수술을 고려했을 것이다. 아니면 한동안 수술을 미루고 주기적으로 상처를 관찰했을 것이다. 하지만 환자는 그것이 이빨에 깨물린 상처란 걸 알리는 대신 습진이 심해져 갈라진 상처라고 말해 버렸다.

결국, 그의 음경과 음낭 일부를 감싼 피부는 썩은 바나나 껍질처럼 꺼멓고 딱딱하게 굳어 버렸다. 의료진들은 괴사한 그의 음경 피부를 모두 제거한 뒤 음낭에서 피부를 낭겨와 음경 피부 재건술을 시행했다. 그의 경우는 얼핏 생각하기엔 그저 구강성교 하다 이빨 자국이 좀 깊게 남은 것뿐이다. 하지만 이를 숨긴 결과는 참혹했다. 긴 시간 힘든 소독을 견뎌야 했고, 음경의 피부를 모두 잃었으며, 부자연스러운 모양의 음경을 갖게 되었다. 엄청난 병원비는 덤이었다. 선배의 이야기에서 진하게 배울 수 있는 교훈은 세 가지다.

1. 병원은 파출소도 법원도 아니니 거짓말을 하지 말자.
2. 사람이 깨문 상처는 바로 봉합하면 안 된다.
3. 입술에 헤르페스가 활성화된 경우 구강성교는 피하자.

내 환자 이야기로 돌아오자. 지금 그의 여자 친구 치아에는 그의 음모가 끼어 있다. (그녀의 음모일 리는 없다. 여자라 해도 사람은 그렇게 유연하지 않다) 그녀의 이빨에는 보철이 있고, 그의 음경에는 뭔가에 걸려 찢어진 듯한 2센티미터의 상처가 있다. 그는 거짓말을 하고 싶지도 않고, 구강성교에 대해 털어놓을 마음도 없다. 하지만 그가 계속 숨길 경우 바로 봉합하지 않을 명분이 없다. 나는 원인을 실토하게 만드는 것을 단념한 채 바로 봉합했을 때 벌어질 수 있는 일을 설명해 주는 쪽으로 작전을 바꾸었다. 일반적인 상처와 깨물린 상처의 치료 방식을 모두 설명해 주고 본인이 선택하도록 했다. 사람의 이빨에 물린 상처는 깨끗해 보여도 쉽게 염증이 발생하기에 바로 봉합하지 않는 것이 원칙이란 것. 이를 어기면 음경 피부를 광범위하게 잃을 수 있다는 정보를 알려 주었다. 드물게 일어나는 일이 아니라 높은 확률로 발생한다는 협박(?)도 잊지 않았다. 그는 뜬금없이 일반 상처와 물린 상처를 비교하는 내 설명에 다소 당황한 듯했지만, 집중력을 잃지 않고 내 말을 흡수했다. 나는 내가 설명했다는 증거를 남기기 위해 그림까지 그려 가며 꼼꼼히 과정을 기록했다. 글과 그림에 그의 사인을 각각 받았고 마지막으로 그를 보며 질문했다.

상처를 지금 봉합해 드릴까요? 아니면 충분히 소독하고 항생제를 쓴 후에, 그러니까 적어도 한 주가 지나서 봉합할까요?

그건 의사 선생님께서 정하셔야죠.

그건 제게 충분한 정보가 있을 때 이야기입니다. 지금 의도적으로 다친 이유를 설명하지 않고 계십니다. 그래서 두 가지 경우의 수를 모두 설명해 드린 겁니다. 정보는 환자분께 있으니 둘 중 하나를 고르시면 됩니다. 물론 결과는 본인이 책임지는 것입니다.

그는 잠시 고민했다. 그리고 여자 친구의 얼굴을 들여다보았다. 꼼짝없는 외통수에 걸린 것을 인지해서인지 그의 얼굴에는 표정이라고 할 만한 것이 없었다. 서로 물끄러미 보고 있을 뿐이었다. 나는 인내심을 갖고 둘을 바라보았다. 여자 친구의 고개가 아주 미세하게 양쪽으로 움직였다. 남자는 입을 열었다.

봉합해 주십시오. 항생제도 주셨으면 합니다.

알겠습니다. 먹는 항생제와 주사 항생제를 모두 드리겠습니다. 혹시 모르니 매일 와서 상처 소독을 받으시길 바랍니다.

상처가 벌어지면 즉각 대처해야 하니까요.

알겠습니다. 또 다른 주의 사항은 없습니까?

술을 마시거나 성관계를 가지면 안 됩니다.

음경에 상처가 있는데 누가 성관계를 한다고 그런 주의를 시키십니까?

저는 음경 확대술을 받은 남자가 수술받은 날 집에 들어가 소주 두 병을 마시고 붕대 감은 음경 위에 콘돔을 끼워 성관계를 시도하다 실밥이 다 터진 경우를 들은 적이 있습니다.

다소 충격을 받았는지 남자는 입을 다물었다. 여자는 다시 나를 보며 눈을 깜빡였다. 나는 음경 봉합을 준비하며 내가 살아가는 거친 세계를 더 말해 줄까 고민하다 시간이 없어 그만두었다. 그리고 그의 음경을 봉합했다. 상처가 곪을 것에 대비해 감염에 강한 나일론 봉합사를 사용했다. 고름이 생기더라도 속으로 번지지 않고 밖으로 흐르도록 다소 넓은 간격으로 봉합했다. 그리고 매일 병원에서 상처 소독을 받고 항생제 주사를 맞도록 지시했다. 일반적인 상처 봉합 환자는 그렇게 자주 병원에 오지 않는다. 하지만 그는 암묵적으로 합의된 (봉합하면 안 되는) 봉합 환자였기에 그렇게 지시한 것이었다. 이런 의도를 이해했는지 상황에 비해 과한 나의 처방과 지시에 그도 성실히 따라와 주었다.

의외로 깨끗이 유지되던 그의 상처는 예상대로 4일 차에 고름이 잡히더니 5일 차에 벌어졌다. 봉합사를 제거하고 상처를 열어보니 누런 고름이 조직 깊이 배어 있었다. 기분 나쁜 냄새도 풍겨 왔다. 짐작이 맞았던 것이다. 어떻게든 설득해서 상처를 열어두고 항생제를 먼저 쓸걸 하는 후회가 들었다. 다행히 그는 항생제를 잘 먹고 주사도 열심히 맞았기에 염증의 파급 정도는 넓지 않았다. 잘 긁어내고 약을 잘 쓰면 잡을 수 있는 정도였다. 그는 일주일간 고통스러운 상처 소독을 받았다. 나는 성실히 긁어냈고 그는 열심히 아파했다. 덮은 거즈에 고름이 맺히지 않는 3일을 보낸 뒤 상처는 다시 봉합되었다. 그리고 10일이 지나 실밥이 제거되었다.

마지막 실밥을 뽑는 날, 나는 그에게 그간 고생했다고 다독여 주었다. 작은 상처에 비해 오래 고생했고, 치료에 성실히 임해 줘서 고맙다고 말했다. 그도 무척 고마워했다. 끝까지 나에게 꼭 필요한 정보를 주지 않은 죄책감 때문인지 그리 환하게 웃지는 못했지만, 상처 치료가 끝난 게 좋았는지 배시시 웃고 있었다. 그런 그에게 나도 모르게 한마디를 건네었다.

정말 입 하나는 끝내주게 무겁군요.

부끄럽다고 말하지 말라더라고요.

둘은 잠시 멈칫했다. 나도 모르게 건넨 말을 그가 덥석 받아 버린 것이다. 그 한마디에 그가 숨기고 부정하던 모든 것이 들어 있었다. 그의 얼굴에는 당황한 기색이 역력했다. 그 자리에 여자 친구가 없었음에도 그는 적잖이 흔들리고 있었다. 진심으로 여자 친구의 비밀을 지켜 주고 싶었던 것이다. 아니, 이 사람아. 그게 뭐라고! 아니, 그게 뭐라고!

나는 그를 안심시키기 위해 말없이 내 검지를 입술 위에 얹었다. 그는 얼떨떨한 표정으로 고개를 조금 앞뒤로 움직였다. 외래 밖에서 대기에 지친 사람들의 고함소리가 들려왔다. 나는 벽에 걸린 시계와 그의 얼굴을 두 번 정도 반복해서 바라보았다. 그러자 그는 말없이 일어나 내게 꾸벅 인사를 하고는 조용히 밖으로 나갔다. 그가 떠난 진료실에는 지켜 주는 것에 실패한 남자의 향기가 진하게 남아 있었다.

사면발니와 팰컨 헤비

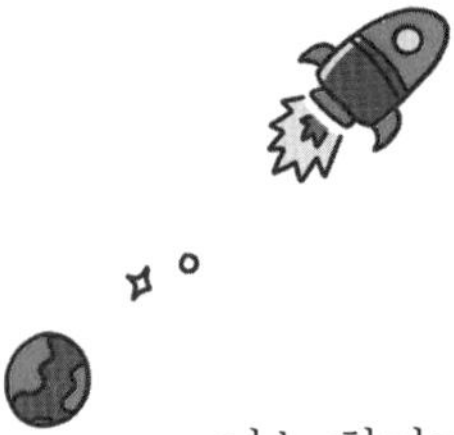

나는 환자가 없는 틈이 생기면 일론 머스크가 발사하는 팰컨 헤비 로켓의 영상을 다시 보는 것을 좋아한다. 상상도 못 할 업적을 만인들이 보는 앞에서 이루어 내는 한 인간의 최고의 순간을 마주할 수 있기 때문이다. 문제의 그날도 마찬가지였다. 진료에 잠시 틈이 생기자 일론을 다시 보고 싶었던 나는 영상을 찾아 재생 버튼을 눌렀다. 언제나 그랬듯 그의 로켓은 성공적으로 발사되었다. 거대한 물체의 역동적인 상승, 믿을 수 없는 추진체 두 기의 동시 착지. 나는 다시 감동하였고 웬일인지 눈시울마저 붉어지고 말았다. 나에게 그 영상은 어떤 뭉클한 힘을 가지고 있었다. 눈물이 그렁그렁 맺힌 눈으로 화면을 보니 그의 우주선은 미국을 떠나 아프리카 상공을 지나고 있었다. 내가 울거나 말거나 영상 속의 일론은 아이처럼 신나 있었다. 그때 진료실 밖에서 '띵똥' 하는 신호음이 울렸다. 새로 접수한 환자가 있다는 뜻이다. 서둘러 영상을 껐다. 자세를 고쳐 앉고 눈물을 닦고 코를 풀었다. 그리고 접수된 이름을 불렀다. 문이 열리고 그 사람이 뛰어 들어왔다.

원장님, 여기 좀 보세요! 여기 좀 보시라고요!

그는 방에 들어오자마자 문을 쾅 닫더니 설명도 없이 바지를 벗으며 내 쪽으로 달려 들어왔다. 벨트는 이미 대기실에서 풀어둔 상태였다. 그는 키가 무척 큰 사람이었고 베이지색 바지에 누렇게 변색된 하얀 티를 입고 색깔이 바랜 갈색 남방을 어지럽게 걸치고 있었다. 세 가지 옷은 분명 다른 색인데도 묘한 조화를 이루고 있었다. 나흘 이상 감지 않은 듯 보이는 그의 머리카락도 기가 막히게 어울렸다. 키가 190은 넘어 보이는 남자가 진료실에 들어오자마자 바지를 내리며 나를 향해 달려오는 모습은 결코 유쾌한 장면이 아니었다. 솔직히 말하면 지릴 만큼 놀랐고 나는 반사적으로 소리쳤다.

환자분, 잠깐만요!

아니! 원장님, 이걸 좀 보세요!

예! 예! 볼 테니까 잠깐만요!

아니! 아니! 아니! 일단 이것부터 보세요!

환자는 나의 저지에도 아랑곳하지 않고 내 눈앞까지 뛰어 들어와 바지와 속옷을 와락 벗어 내렸다. 큰 키 덕에 선 채로 바지를 내린 그의 음경은 앉아 있는 나의 두 눈과 그리 멀지 않은 곳에서 모습을 드러내었다. 조금 전까지 웃음 짓는 일론을 바라보며 감동과 환희에 축축하게 젖어 있던 내 마음은 그의 진한 체취와 씩씩거리며 뿜어내는 술 냄새, 그리고 흰색과 검은색이 뒤섞여 회색빛을 보이는 풍성한 그의 음모 앞에서 우수수 무너졌다. 나는 결국 그를 1미터 정도 뒤로 밀쳐 낼 수밖에 없었다. 그리고 그에게 얼른 속옷을 올리라고 소리쳤다. 고개를 들어 바라본 그의 얼굴에는 알 수 없는 묘한 희열이 걸려 있었다.

도대체 뭘 보라는 겁니까? 그리고 이렇게 다짜고짜 바지를 내리면 어떻게 합니까?

여기 비뇨기과 아닙니까?

맞습니다.

그럼 제가 왜 바지를 내리면 안 되는데요?

목욕탕에 가면 1층에서 목욕비 내고 바로 옷을 벗습니까? 모든 일에는 절차라는 게 있지 않냐 말입니다!

아! 그렇군요. 사실 여기는 처음 와 봐서요.

다음부터 술을 드시고 병원에 오시면 접수에서 거부하겠습니다.

그런데 원장님, 이거 좀 제발 봐 주세요.

도대체 뭘 보란 말인데요?

여기 고추 털에 벌레가 있습니다! 벌레가! 하하하하!

음모에 벌레가 있다니. 그 상태로 내 코 앞에서 속옷을 내렸단 말인가? 일단 음모에 생긴 벌레라면 분명 작은 곤충이거나 사면발니일 것이다. 다행히 두 녀석에겐 벼룩 같은 점프력이 없다. 내 쪽으로 튀어 머리칼에 안착할 일은 드물다. 그런데도 나는 무척 속이 상했다. 그나저나 이 사람은 음모에 벌레가 있는데 왜 웃고 있는 것일까. (도대체 왜 웃고 있냔 말이다) 수습되지 않는 상황과 이해하지 못할 요소들이 뒤섞여 뇌 기능이 마비될 듯한 기분이 들자, 서둘러 진료를 마치는 것 말고는 벗어날 방법이 없다는 생각이 들었다. 나는 용기를 내어 장갑을 끼고 다시 그에게 속옷을 내려 보라고 했다. 자세히 바라본 그의 음모에는 뭔가 하얀 껍질 같은 것이 달려 있었다. 알껍데기인 서캐였다. 그 벌레는 사면발니였던 것이다. 진단이 났고 치료약이 정해졌다. 옷을 입으라고 말한 뒤 약을 처방했다. 고개를 드니 그는 바지를 입는 게 아니라, 상의까지 벗고 있었다.

웃옷까지 벗는 이유를 묻자 그는 겨드랑이 털에는 벌레가 없는지 확인해 달라고 했다. 사면발니는 음모에만 붙어 산다. 음모는 머리칼과도 다르고 겨드랑이 털과도 다르다. 다들 알겠지만, 음모는 그 나름의 굵기와 패턴이 있다. 사면발니는 사마귀같이 갈고리 모양의 앞발이 있는데, 그것은 음모를 붙들기에만 유리하도록 설계되어 있다. 그래서 다른 털에는 매달릴 수도, 살 수도 없다. 그에게 열심히 설명하는 사이 그는 완벽하게 옷을 벗어 버렸다. 그가 유일하게 걸치고 있는 짝이 맞지 않는 까만 양말이 유난히 내 마음을 아프게 했다. 베이지색 바지와 베이지색 같은 하얀 티셔츠와 베이지색처럼 탈색이 된 그의 갈색 셔츠는 뒤섞여 발 옆에 나뒹굴고 있었다.

나는 순순히 그리고 성의껏 겨드랑이 털을 검사해 주었다. 그러자 그는 항문 주위 털을 봐 달라고 했다. 나는 그의 요구를 존중해 주었다. 그는 다시 머리털을 검사해 달라고 했다. 나는 옷을 다시 입으라고 부탁한 뒤 의자에 앉히고 장갑을 낀 손으로 그의 머리칼을 일일이 제쳐 가며 검사해 주었다. 사면발니는 머리에 살지 않는다. 머리털에는 머릿니는 생겨도 사면발니는 살지 않는단 말이다! 그 말을 들려주자 그는 머릿니가 있는지 봐주면 좋겠다고 했다. 나는 머릿니가 없다는 객관적인 관찰 결과를 알려 주었다. 그는 만족해 했다. 그의 정신 상태는 분명 주취에 의한 심신 미약 상태의 전형이었으나 용의주도한 꼼꼼함만은 필요 이상으로 유지되고 있었다.

그에게 바르는 약을 처방해 사용법을 설명하고 최근 입은 모든 이불과 옷들을 삶으라고 알려 주었다. 약을 발라 몸에 붙은 벌레를 죽여도 옷에 붙은 녀석이 다시 몸으로 넘어오면 상황은 다시 시작되기 때문이다. 그는 진료실을 떠나기 전 마지막으로 휴지에 곱게 싸둔 네 마리의 죽은 사면발니를 주머니에서 꺼내 나에게 자랑스럽게 보여 주었다. 그것은 그가 집에서 잡아 둔 것이었다. 나는 살면서 지은 것 중 가장 쓴 웃음을 지어 보였다. 벌레를 버리고 갈 거냐는 질문에 그는 뭔가 소중한 것을 다루듯 "아니요!"라고 대답하며 그것을 황급히 바지 주머니에 넣었다. 그리고 문을 쾅 닫고 사라졌다. 나는 자리에 털썩 주저앉았다. 마음의 심지가 새까맣게 타 있었다.

잠시 후 정신이 든 나는 기다리는 환자들에게 잠시 양해를 구하고 병원 샤워실로 건너가 수술용 소독약을 샴푸에 섞어 머리를 감았다. 옷을 갈아입고 직원에게 찜통을 하나 사다 달라고 했다. 그리고 내가 입었던 옷을 다 삶았다. 나를 향해 점프하는 사면발니를 목격하진 않았지만 그렇게 해야만 할 것 같았다. 여섯 달을 끊었던 담배를 다시 한 대 피우고 나니 어지러움 때문에 서 있기가 힘들었다. 머릿속에 큰 충격이 남았고 그것은 나에게 질문을 던졌다.

"사람과 사람이 어떻게 이만큼이나 다를 수 있을까?"

모든 사람의 삶은 평등하게 존중받아야 한다. 일론도 한 명의 사람이고 그도 한 명의 사람이다. 각자의 국가에서 단 한 장의 투표권을 보장받는 동등한 시민이다. 그런데 살아가는 방식의 차이가 너무 커다란 두 인물을 동시에 마주하니 도무지 인간의 삶이 무엇인지 알 수 없어 혼란스러웠다. 한 사람은 우주로 로켓을 쏘아 올리며 웃고 있는데, 다른 한 사람은 음모에서 발견한 사면발니를 잡고 희열에 빠져 있다. 굳이 이렇게 다를 이유는 무엇인가. 왜 이만큼 달라야 하냐는 말이다. 그날 밤 나는 그 두 남자가 내게 던진 질문을 핑계로 많은 술을 마셨다. 그저 순수하게 고민에 빠져 술잔을 기울였다. 산다는 것은 무엇일까. 무엇이 삶을 다르게 만드는 것일까. 무엇이 사람을 다르게 만드는 것일까.

추구하는 목표의 차이가 사람을 다르게 만드는 것이다. 진정한 기쁨은 이루기 힘든 목표를 달성했을 때 찾아온다. 작은 기쁨도 웃음을 일으킬 힘이 있지만, 지속 가능한 만족이나 자긍심을 만들어 줄 수 없다. 나뒹구는 돌멩이에 가치를 부여하지 않듯, 쉽게 이룰 수 있는 것에는 의미가 발생하지 않기 때문이다. 의미 있는 무언가를 이루기 위해 노력하는 삶의 방향. 여기에 인생이라는 긴 시간이 더해지면 종점의 높이가 헤아릴 수 없이 달라진다. 상상력을 현실로 만들어 낸 인간이 지구를 지배했듯이,

한 사람의 값진 목표와 실행력은 커다란 삶의 결실로 이어지는 것이다. 두 인물의 간극에 빠져 며칠간 고민한 끝에 이 결론에 다다르자 나는 마음이 한결 후련해졌다.

며칠이 지나고 그가 남긴 당혹감이 흐려지고 나니, 그날의 해프닝이 그리 나쁜 일은 아니었다는 생각이 들었다. 따지고 보면 그는 "지금 여기서 바지를 내려도 될까요?"라는 동의를 잊어버린 것 말고는 큰 잘못을 한 게 없었다. 물론 술에 취해 병원에 온 것 자체는 문제가 있었다. 하지만 목소리가 크고 서두르는 것 이외에는 설명도 잘 했고 진찰에도 협조적이었다. 충분히 침착할 수 있는 상황임에도 당황한 나머지 환자의 말과 행동에 휩쓸려 우왕좌왕한 걸 생각하니 나는 아직 멀었구나 싶은 마음이 들었다. 더 안정적으로 진료를 볼 수 있었다는 생각이 들자 그에게 약간 미안한 마음마저 들었다. 결국 나는 '아저씨가 과연 제때 다시 찾아올까?' 하는 걱정과 함께 다음 진료를 기다리게 되었다.

우려와 달리 그는 정확히 일주일 후 다시 나타났다. 다행히 이번에는 술을 마시지 않은 상태였다. 어눌한 말투는 여전했지만 의식은 맑았다. 깨끗한 체크무늬 남방도 입고 있었다. 나는 반가움을 담아 그에게 인사를 했다. 그는 인사는 상관치 않고 자신이 치료 지침을 얼마나 성실히 이행했는지를 자랑스럽게 설명하기 시작했다. 그는 우선 자신의 음모와 항문 주변과 겨드랑이의 털을 깨끗이 밀었다. 그리고 에프킬라를 사서 겨드랑이와 음부에 살포한 후 해가 잘 드는 곳에서 두 시간 일광소독을 했다. (이 일은 내가 시키지 않은 일이다. 그런데 그는 어디에서 나체로 햇볕을 쬔 것일까?) 그리고 내가 처방한 살충 로션을 밤 열두 시에 목 아래로 꼼꼼히 바르고 다음 날 오전 8시에 일어나 깨끗이 씻어 냈다. 최근 한 달간 입었던 모든 옷과 뜯어낸 이불 호청까지 삶아 빨았다. 필요하다면 옆집 이불도 삶아 빨 기세였다. 그는 음주도, 벌레 사냥도 대충 하는 성격이 아닌 것이다.

가려움은 사라졌고 그의 음부엔 사면발니가 발붙일 물리적 공간도 화학적 환경도 남아 있지 않았다. 나는 깨끗이 나았다는 의학적 진단과 그동안 고생했다는 인간적 격려를 동시에 전달했다. 나의 말을 마지막으로 그는 자리에서 일어섰다가 뭔가 할 말이 있다는 듯 다시 앉았다. 편하게 말씀하시란 나의 표정에 그는 입을 열었다.

그런데 말입니다. 궁금한 게 하나 있습니다.

말씀하세요.

벌레 잡는 로션 말입니다. 그건 왜 머리카락에는 바르지 않습니까? 머리에도 벌레가 생길 수 있잖아요.

물론 머리에도 생길 수 있지요. 하지만 그건 보통 머릿니입니다. 제가 꼼꼼히 봤을 때도 머릿니는 없었어요. 환자분께서 걸린 질병은 사면발니지요. 그 녀석은 머리카락 속에서는 살지 못합니다. 전에 설명해 드렸듯이 벌레의 앞다리에 달린 갈고리가 음모만 잘 붙들 수 있도록 만들어져 있습니다. 머리카락은 가늘어서 붙잡지 못해요. 그래서 목 아래로만 바르는 겁니다.

그렇군요. 한 가지 궁금한 게 더 있습니다. 저는 형편이 어려워서 국가에서 의료비 지원을 받습니다. 진료비도 약값도 거의 나오지 않지요. 그런데 이번에 약을 타러 갔더니 만사천 원이나 달라고 하더군요. 다른 약들은 돈을 안 내도 되는데 사면발니 약은 왜 돈을 받습니까? 왜 굳이 그렇게 비싼 약을 처방해서 돈을 쓰게 만드셨냐 말입니까?

그건 치료약이 비보험 제품뿐이라서 그렇습니다. 원래는 보험 되는 약이 있었어요. 린단이라는 약이지요. 하지만 제약회사에서 더는 만들지 않습니다. 보험이 되지 않는 약밖에 남지 않았어요. 제가 어쩔 수 있는 일이 아닙니다.

있던 약은 안 나오고 새로 나온 약은 나라에서 보험 적용을 해 주지 않는다는 말인가요?

맞습니다.

이번 정부가 문제군요?

아닙니다. 지난 정부 때부터 그랬습니다.

찾는 사람이 적다고 하더라도 사면발니 치료제는 꼭 필요한 약이다. 머릿니 치료제도, 옴을 치료하는 로션도 꼭 필요한 약이다. 이런 질환들은 발생 빈도가 높진 않지만 아직 완전히 사라지지 않았다. 그런데도 피부 기생충 치료제들의 보험 처방은 나날이 어려워지다가 결국 건강보험에 적용받는 약을 찾을 수 없는 시점에 다다랐다. 싸고 잘 듣는 약들이 생산 단가가 너무 낮아서 이윤이 남지 않는다는 이유로 제약회사에서 생산을 중단했기 때문이다. 이미 허가가 난 제품은 생산을 중단했고, 새로 나온 약들은 아직 보험 적용을 받지 못한 상태. 이것이 지금 피부 기생충 치료제의 현주소다.

옴과 머릿니, 사면발니를 앓는 사람들은 대부분 사회적으로 취약한 계층이다. 사면발니 아저씨와 많은 노인들과 저소득 계층에게 만 사천 원은 큰돈이다. 국가는 국민의 행복 증진을 위해 질병으로부터 국민을 보호해야 할 의무가 있다. 원칙적으로 기생충 약품은 건강보험의 적용 대상이 되어야 한다. 해당 관청에서 잘 조사해 원래 사용하던 약품(부작용이 있긴 하지만 조심스럽게 쓰면 안전하고 무척 잘 듣는 약이다)을 다시 생산할 수 있게 지원해 주거나, 비보험으로 공급되는 신약을 보험으로 전환해 준다면 유사 질환을 앓는 많은 소외된 계층이 부담 없이 치료받을 수 있을 것이다.

아저씨는 그 뒤로도 가끔 내 병원엘 들른다. 기생충이 아니라 오줌발이 가늘다거나 무좀이 생겼다거나 하는 이유에서다. 오는 날의 반쯤은 취해 있고 반쯤은 멀쩡하다. 술 냄새가 나는 날이면 베이지 삼 종 세트를, 정신이 멀쩡한 날은 체크무늬 남방을 입고 있다. 보험 약을 처방하면 방긋 웃으며 인사를 꾸벅하고, 비보험 약을 처방할 때면 툴툴거리면서 나라 탓을 한다. 주제는 달라도 패턴은 늘 비슷하다. 다소 어지러워 보이는 아저씨의 인생에도 나름의 규칙이 있는 것이다.

그를 처음 보았을 때 나는 인간의 삶 사이의 너무도 큰 격차를 느껴 힘들었다. 일론의 삶은 값지고 아저씨의 인생은 허무하고 쓸모없어 보였다. 그것은 모든 인간은 존엄하다는 내면의 절대 명제와 심각하게 충돌했다. 하지만 여러 차례 아저씨를 다시 마주하면서 나는 내가 내린 결론을 바꾸게 되었다. 세상을 변화시킬 힘을 가지는 것은 큰 기쁨이다. 하지만 길바닥에 가래침을 탁 뱉고 막걸리를 한 사발 쭉 들이키는 것도 누군가에겐 기쁨일 수 있다. 나는 큰 꿈을 가진 인생이 고귀하고 그런 인생만이 다른 이들에게 긍정적인 영향을 미친다고 생각했다. 하지만 그렇지 않았다. 아저씨의 어지러워 보이는 삶에도 질서가 있었고, 그는 그 안에서 안정적으로 살고 있었다. 어떤 인생이라도 나름의 질서와 의미가 있다는 것. 그 안에 충분할 만큼의 즐거움이 머물 수 있다는 것. 그의 삶을 바라보며 나는 그것을 알게 되었다. 큰 꿈을 품지 않은 그의 인생도 누군가에게 깨달음을 준 것이다. 악하지 않다면 쓸모없는 것은 없다. 누군가의 인생이 쓸모없다 느껴진다면 내가 아직 그 삶의 의미를 이해하지 못했을 뿐이다.

"편견을 버리고 모든 삶을 포용할 수 있는 시각을 가지도록 노력하자."

이것이 두 사람 사이에서 고민하다 얻게 된 내 고민의 결론이다. 그리고 나는 나에게 꿈의 영감과 삶의 교훈을 안겨 준 두 사람 모두에게 감사함을 느낀다.

음모에 대해 알아봅시다

사춘기가 지나 성호르몬이 분비되기 시작하면 이와 연관된 모근들은 다양한 체모를 만들어 낸다. 대표적으로 음모가 있으며, 겨드랑이 털, 음모 위로 이어지는 배와 가슴 털, 얼굴과 목의 수염, 귀 앞 구레나룻과 팔다리 털 같은 것들이 여기에 속한다. 이런 체모들은 호르몬의 영향을 받아야만 우리 몸에 등장하기 시작하며 성적 성숙의 중요한 지표가 된다. 이와 달리 호르몬의 영향을 받지 않는 털은 그리 많지 않다. 이차성징 이전, 어린아이도 가진 털, 아마도 머리카락과 눈썹이 그에 해당할 것이다.

사람에 따라 차이를 보일 수는 있지만, 체모 발달은 남성이 더 짙은 편이다. 남성은 앞서 나열한 거의 모든 부분에 털이 자라지만, 여성은 음모와 겨드랑이 털, 그리고 윗입술과 팔다리 정도에만 호르몬의 영향을 받기 때문이다. 대부분은 음모를 곱슬로 알고 있지만 직모에 가까울 때도 있다. 인종마다 비율의 차이가 있는데 한국인은 대부분 곱슬거리는 쪽이다. 음모의 굵기는 머리카락에 비해 굵은 편이고, 색깔은 눈썹에 가장 가깝다.

음모도 비뇨기과에서 다루는 영역이니?

사실은 피부과의 영역이야. 모든 털은 피부 부속기에 속하니까. 하지만 음경이나 생식기에 발생하는 질환이 음모와 영향을 주고받는 경우가 있고 성생활에 의해 전염되는 음모 질환도 없지 않아서 비뇨기과에서도 그 부위의 질병을 이해하고 있어야 해. 남자 대부분은 음모 쪽에 문제가 생기면 비뇨기과로 오는 편이야. 피부과를 갔는데 비뇨기과로 안내하는 때도 있지.

음모에도 질병이 생겨? 털에 무슨 병이 생긴다는 거야?

다양한 병이 생겨. 몸 자체에서 발생하는 내인성 질환도 있고, 세균이나 바이러스, 기생충 같은 외인성 질환도 있어. 막상 시작하면 꽤 넓은 영역이라고.

음모에 생기는 내인성 질환

우리가 보기엔 그저 털일 뿐이지만 음모에도 여러 질환이 발생한다. 그 질환들은 원인을 기준으로 내인성과 외인성으로 나뉜다. 내인성 질환은 외부 요인이 아닌 우리 몸의 이상으로 발생하는 것으로, 여기에 속하는 음모 질환에는 무모증이 있다. 이는 성호르몬에 영향을 받는 털이 거의 또는 전혀 나지 않는 질환이다. 그래서 머리카락과 눈썹보다는 음모와 겨드랑이 쪽에 문제가 생긴다. 남자들은 화장실에서 성기가 타인에게 쉽게 노출될 수 있기에 청소년기의 무모증은 큰 스트레스가 될 수 있다. 사람마다 이차성징의 시기가 달라 어느 정도까지는 기다려 볼 수 있지만, 고등학생 시기에도 이런 증상이 이어지면 성호르몬 분비 이상을 고려해 병원에 들러 검사를 받아 보는 것이 좋다.

무모증보다 심각한 전신성 원형탈모증도 있다. 이 질병은 면역체계가 우리 몸의 모근을 외부에서 침입한 적으로 오해해 공격하여 털이 빠지는 것으로, 머리카락과 눈썹을 포함해 전신의 모든 털이 빠진다. 이는 피부에 발생한 면역질환으로 간주하기 때문에 피부과에서 치료하게 된다. 이 질환의 경우 바지 속에 숨겨진 음모보다 눈에 띄는 머리털이 먼저 빠지기에 환자가 비뇨기과를 찾는 일은 드물다.

그렇구나. 음모에 털이 나지 않는 것도 질환일 수 있겠다. 중학교 때 음모가 나지 않아 반에서 놀림받던 친구가 있었어. 털도 안 나는데 남자 구실은 하겠냐며 아이들이 많이 놀렸지.

그 친구 아주 속상했겠다. 너랑 많이 가깝게 지냈니?

그럼. 무척 친한 친구여서 웬만한 건 서로 다 말하는 사이였지. 그 녀석, 털은 나지 않아도 발기도 잘 되고 고추도 듬직했어. 남자 구실로 놀림받을 이유가 없는 아이였어.

털 이외에 고추 모양엔 문제가 없었니?

응, 털 말고는 전혀 문제가 없었어. 그 녀석이 어느 날 나한테 성인 잡지를 빌려 간 후 돌려줬는데, 내가 가장 좋아하는 모델이 있는 페이지에 뭔가를 흘려서 풀을 바른 것처럼 딱 붙여 돌려주더라고. 뭘 얼마나 흘렸는지 도저히 뗄 수가 없었어. 처음에는 그게 뭔지 몰랐는데 나중에서야 그게 정액이란 걸 알았지.

발기, 성욕, 정액, 성기 발달에 전혀 문제가 없다는 걸 한번에 알려 주는 소중한 에피소드로군.

그 친구 결국 중3쯤 되니 음모가 나기 시작했어. 어느 날 같이 오줌 누다 옆으로 슬쩍 보았더니 거뭇한 털이 잔뜩 나 있더라고. 내가 놀란 눈으로 얼굴을 보니 씨익 웃었어. 그게 뭐라고 그렇게 자랑스러운 표정을 짓는지. 여하튼 그 뒤론 아무도 그 녀석을 놀리지 않았어.

한국에서 남과 다르단 것은 무척 힘든 일이야. 털이 빨리 날 수도 있고 늦게 날 수도 있는 건데, 그런 거로 고민하며 살기엔 시간이 너무 아깝지.

한 가지 물어보자. 내 친구 중에 음모가 난 자리가 심하게 간지러운 아이가 있어. 혹시 곰팡이나 기생충 같은 게 아닐까 싶어. 병원에서 이런저런 검사를 받았는데 모두 정상으로 나왔대. 아무런 이유 없이 음모 부위가 가려울 수 있니?

그럴 수 있지. 만성 알레르기 질환의 일종인 습진이 음모 아래 피부에 생기면 만성적으로 가려울 수 있어. 드물게 그 부위에 건선이 생기는 때도 있지. 이런 경우 음부에 땀이 많이 차거나 뜨거운 물로 오랜 시간 샤워하고 나면 증상이 나타나.

맞아! 목욕탕에 다녀오면 유난히 가렵다고 했어. 목욕탕에만 가면 증상이 생기다 보니, 이 친구는 그곳에서 뭔가가 옮은 게 아닌지 늘 궁금해 했어.

습진이라는 질환은 열을 가하면 증상이 심해져. 증상이 없다가 열에 자극받으면 갑자기 나타나는 때도 있지. 전기장판에 온도를 높여 땀을 흘리며 잠을 자도 증상이 나타나. 그 친구에게 병원에 들러 습진 치료를 받고 평소 온욕이나 전열기 사용을 자제하라고 권해 봐. 많이 좋아질 거야.

음모에 생기는 외인성 질환

외부 요인들에 의해 생기는 음모 질환도 많다. 미생물이 우리 몸에 들어와 문제를 일으키는 것을 감염성 질환이라 한다. 세균, 진균, 바이러스 감염이 여기 속한다. 음모에 발생하는 세균성 질환으론 모낭염과 종기가 있다. 모낭염은 보통 음모가 가려울 때 씻지 않은 손으로 이 부분을 긁다가 생긴다. 이런 환자들을 주의 깊게 관찰하면 많은 수에서 음모 부위 습진을 볼 수 있다. 음모가 자주 간지럽다면 습진에 대한 진료를 고려하고, (모낭염으로 발전할 수 있으니) 손대고 싶다면 손을 꼭 씻는 것이 좋다.

종기는 모낭염이 진행하면 생긴다. 대부분은 무척 고통스럽다. 모낭염이 촛불이라면 종기는 기름통에 불이 붙은 수준이다. 통증도 심하고 고름도 많이 나온다. 종기는 발생 부위가 깊어 여드름처럼 짜내기 쉽지 않다. 충분히 시간이 지나지 않은 종기를 억지로 짜면 얻는 것 없이 증상만 나빠지기도 한다. 그래서 종기가 생기면 온찜질이나 항생제를 사용해 고름집을 형성시킨 후에 본격적인 치료를 시도한다. 고름집을 칼로 열어 고름과 박힌 피지를 제거하면 염증은 회복기로 접어들고 통증도 사라진다.

종기의 감염은 종종 중한 질환으로 연결되기도 한다. 당뇨가 있거나 심한 간 질환이 있거나 또는 면역억제제를 복용하는 경우는 주변으로 고름이 번져 큰 장애를 초래하기도 한다. 음부는 부드러운 조직이라 염증의 확산이 빠르니 음모 아래나 음낭, 회음부에 종기가 생기면 내버려 두지 말고 병원을 찾아야 한다.

아프지, 아파. 종기는 아파. 턱에 작은 뾰루지만 나도 얼마나 아픈데. 그런데 음모 쪽에도 종기가 많이 나나 봐?

생각보다 많아. 엉덩이만 집중적으로 나는 사람도 있고, 음낭이나 음모 아래에서 꾸준히 재발하는 사람도 있어.

음모 아래에 종기가 나면 상당이 불편하겠는데? 관계 가질 때도 아파서 힘들 것 같아.

맞아. 그래서 빨리 치료받기 원하는 사람들이 많아. 엉덩이에 종기가 나면 편히 눕거나 앉기가 힘들고, 음모 쪽으로 나면 성관계 가질 때 불편하지.

종기랑은 약간 다르게 음모 쪽에 수포가 생기는 질환은 뭐야?

혹시 네가 그런 거니?

응. 심하게 피곤하거나 잠을 잘 자지 못하면 몇 달에 한 번 정도 투명한 물집이 음모 아래에서 올라와. 오른쪽일 때도 있고 왼쪽일 때도 있어. 그게 나면 오줌 눌 때도 아프고, 다리까지 전기 통하듯 찌릿한 통증이 생길 때도 있어. 가끔은 무릎 아래 정강이까지 욱신욱신 쑤시기도 해.

그러다가 일주일쯤 지나면 투명한 물집이 노랗게 바뀌고 고름이 나오면서 물집이 터지지?

맞아. 이것도 종기의 일종이니?

아니야. 아마 '단순포진'일 거야. 헤르페스라고 알려져 있지. 정확히는 '헤르페스 심플렉스'라고 부르는 게 맞고, 1형과 2형이 있어.

헤르페스라면 입술에 나는 그 물집 말하는 거 아냐?

맞아. 입 주변에 생기는 건 보통 헤르페스 1형이고 생식기 주변에는 주로 2형이 잘 생겨. 헤르페스에 대해선 알아 둬야 할 것이 많아. 잘 한번 들어 봐.

단순포진에 대하여

음모 아래 피부에 발생 가능한 바이러스성 질환에는 단순포진이 있다. '헤르페스'라고도 흔히 불리는데 이는 영문 이름 'Herpes simplex'를 줄인 것이다. 대상포진의 영문 이름이 'Herpes zoaster'이고 이 두 바이러스는 완전히 다른 종류이기에 헤르페스라고 부르기보단 '단순포진'이라 부르는 것이 더 정확하다. 하지만 대부분 단순포진을 입술 헤르페스와 성기 헤르페스로 알고 있는 데다, 대상포진의 영문 이름은 거의 알려지지 않았기에, 단순포진을 헤르페스라 부르더라도 의사소통에는 큰 무리가 없다.

단순포진은 음모 피부에도 발생할 수 있지만 음경이나 엉덩이 쪽에도 생길 수 있다. 심지어 밖으로 전혀 드러나지 않고요도 점막에 생기는 경우도 있으며, 아주 드물게 방광 점막에만 발생하기도 한다. 요도나 방광처럼 잘 보이지 않는 곳에 헤르페스가 생기면 오줌 눌 때 통증이나 잔뇨감만 생기고 병변은 보이지 않기에 전문의조차 진단이 쉽지 않다.

단순포진은 심한 피로와 스트레스로 인해 우리 몸의 면역계가 약해질 때마다 재발하는 특성이 있다. 바이러스의 뿌리가 신경절 속에 숨어 있어서 한번 감염되면 완벽하게는 치료할 수 없다. 단지 재발한 수포를 빨리 가라앉히는 치료가 전부다. 헤르페스가 종종 평생 씻을 수 없는 성병이란 제목으로 이슈가 되는 것도 바로 이런 특성 때문이다. 헤르페스는 발생한 지 대략 5년이 지나면 재발의 정도와 병의 강도가 다소 누그러진다는 보고가 있으나, 그것 또한 사람마다 천차만별이다. 보통 생긴 곳에만 재발하기 때문에 음모 부분에 발생한 사람은 음모 주변에만, 시작점이 엉덩이인 사람은 엉덩이에만 생긴다. 보통 좌우 한쪽만 집중적으로 생기지만 때에 따라 양쪽 모두 생기는 사람도 있다.

헤르페스는 키스나 성적 접촉으로 전염이 쉽게 일어난다. 헤르페스는 물집을 형성한 활성기에만 전염력이 있다고 알려져 있는데 이는 사실이 아니다. 수포가 없는 비활성화 상태에서도 얼마든지 전염될 수 있다. 단 수포가 있을 때 전염력이 더욱 증가하는 것은 맞다. 음경에 발생하는 사람은 전염을 막기 위해 성관계 시 반드시 콘돔을 끼는 편이 좋고, 음모 부분에 생긴다면 커플인 남녀 모두 왁싱을 피하는 것이 좋다.

사실 음모는 피부끼리의 직접 접촉을 막는 물리적 장벽의 역할을 하여 바이러스 전파를 어느 정도 막아 줄 수 있다. 음모가 없으면 위생상 더 깨끗할 거라 생각할 수 있지만, 언제든 목욕을 할 수 있는 요즘 환경에서 굳이 음모를 제거할 필요는 없을 듯하다. 게다가 피부의 접촉이 헤르페스의 전염 경로인 것을 고려하면, 음모를 유지하는 편이 전염을 막는 데 도움이 될 수 있다. 물론 음모가 바이러스 전파에 완벽한 보호 기능을 하고 있다는 이야기는 아니다.

그렇구나. 내 증상은 완치될 수 없는 거구나.

아직은 그래. 하지만 헤르페스 예방을 위한 연구가 활발히 진행 중이야. 예방을 넘어 치료의 개념을 가진 것들도 개발 중이지. 사실 얼마 전까지 유력한 예방접종 물질 몇 가지가 임상 진행 중이었는데 아쉽게도 연구가 중단되었어. 하지만 여러 차기 물질들이 뒤를 잇고 있으니 희망을 가져. 헤르페스는 1형과 2형을 합치면 전 세계인의 60~90퍼센트에 달할 정도로 널리 피진 바이러스야. 이 병을 예방하고 싶은 사람이 많기 때문에 수요는 충분해. 사명감을 넘어 수익 면에서도 뛰어난 분야라, 여러 제약회사에서 적극적으로 연구하고 있지. 나는 이 바이러스에 대한 예방접종은 반드시 개발된다고 믿고 있어.

그렇구나. 불치병인 줄 알고 실망했는데 희망이 있구나. 그런데 전 세계인의 60~90퍼센트라니, 지구인 절반 이상이 이 바이러스에 걸린단 거야?

사실은 그래. 그런데 사람들이 이 사실을 잘 몰라. 몸에 이 바이러스가 있지만 증상이 나타나지 않는 사람들이 더 많거든.

바이러스가 몸속에 있어도 증상이 없는 사람이 있다고?

그래. 중요한 건 증상이 없는 상태에서도 이 바이러스를 전파할 수 있다는 거야. 자기도 모르게 옮기는 거지. 이 질병의 유병율이 이렇게 높은 건 그런 이유 때문이야. 연령 대비 헤르페스 감염율은 나이가 들수록 증가해. 살면서 다양한 사람을 마주하게 되고 이 과정에서 이 바이러스를 가진 사람과 접촉하게 되는 거지. 헤르페스에 대해 자세히 말하려면 책 한 권을 써도 모자랄 정도야. 언제 기회를 봐서 자세한 설명을 해 줄게. 알아 둬야 할 게 무척 많아.

꼭 부탁해. 나도 내가 앓는 질환이 뭔지는 알아야지. 게다가 전염의 가능성이 있다니 자세히 알아 두고 싶어. 그런데 음부에 생길 수 있는 바이러스 질환이 헤르페스만 있는 게 아니지? 인유두 뭔가 하는 바이러스도 들어 본 적 있는 것 같은데?

인유두종 바이러스야. 그 바이러스 또한 음모 주변에 질병을 만들지. 자세히 설명해 줄게.

지금껏 100여 가지가 넘는 '인유두종 바이러스'(사람유두종 바이러스, Human Papilloma Virus)가 발견되었다. 그중 인간의 생식기를 감염시킬 수 있는 종은 40가지 정도다. 전체 인구의 80퍼센트는 살면서 반드시 이 중 한 바이러스에 감염되고 대부분은 치료 없이 소멸한다. 하지만 몇몇 종은 우리 몸에서 긴 시간 살아남고 사마귀처럼 생긴 덩어리를 만들거나 악성 종양의 원인이 될 수 있다. 우리 몸에 잠시 들렀다 사라지는 것에서, 손가락이나 발바닥에 사마귀를 만드는 것, 콘딜로마라 불리는 성기 사마귀를 만드는 것, 자궁경부암이나 음경암, 심지어 구강암이나 후두암의 원인이 되는 것까지, 인유두종 바이러스는 감염된 종류에 의해 실로 다양한 결과를 만들어 낼 수 있다.

음모 아래 숨어 자랄 수 있는 것 중 눈에 띄는 것은 HPV 6번과 11번이다. 이 바이러스는 콘딜로마를 만드는 종으로, 음모 아래나 항문 주위, 음경이나 음낭에 다양한 모양의 사마귀를 만드는 것이 특징이다. 음경이나 음낭에 생긴 콘딜로마는 전형적인 모양을 가지고 있어 쉽게 발견되는 반면, 음모 아래에 발생한 것은 점의 형태인 경우가 많아 바이러스의 침투가 상당히 진행된 다음에야 발견된다.

음모 아래에 난 콘딜로마는 병변이 모근을 감싸고 있는 경우가 많다. 일반적인 점과 비슷하지만 색깔이 다소 옅고 밖으로 약간 볼록하게 튀어나와 있다. 모근이나 그 주위에 1~2밀리미터 크기의 점 같은 것이 하나둘 나타나더니 몇 달 사이에 급속히 수를 늘려 간다면 서둘러 비뇨기과를 찾아야 한다. 일반적인 점은 그렇게 여러 개가 동시에 생기면서 성장하지 않는다.

인유두종 바이러스를 치료할 수 있는 약물은 아직 없다. 대부분의 인유두종 바이러스는 저절로 사라지지만 그 사라지는 때를 우리가 정할 수 없다. 이로 인해 생긴 사마귀나 변형된 조직을 제거하는 것만 가능하다. 물론 바이러스에 감염된다고 무조건 암으로 발전하는 것은 아닌 데다 그 과정이 급격하진 않은 편이기에 인유두종 바이러스가 검출되었더라도 정기검진을 충실히 받는다면 치명적인 상황을 피할 수 있다.

단순포진과 달리 인유두종 바이러스는 예방접종으로 감염을 미리 차단할 수 있다. 지금까지 세 종류의 예방주사가 출시되었는데 '서바릭스'라는 2가 백신은 인유두종 바이러스 중 가장 강력한 발암 바이러스인 16번과 18번에 대한 항체를 만들어 준다. 이후에 출시된 '가다실 4'라는 주사는 서바릭스의 효과에 더해 성기 사마귀(콘딜로마)의 주범인 6번과 11번에 대한 항체까지 만들어 준다. 가장 최근에 출시된 '가다실 9'는 앞선 가다실 4의 예방 효과에 자궁경부암을 잘 일으키는 다른 다섯 가지의 고위험군 바이러스를 추가로 예방해 준다. 요즘처럼 성생활이 자유로운 시대에는 암 예방도 중요하지만, HPV 6번과 11번에 의한 성기 사마귀의 예방도 중요하다. 그래서 (개인적인 의견을 밝히자면) 상황이 허락된다면 성기 사마귀 또한 예방할 수 있는 4가 이상의 백신(가다실 4, 가다실 9)을 접종받으라 권하고 싶다.

암을 만드는 바이러스가 있다니! 인유두종 바이러스에 대한 지식도 중요하겠어.

맞아. 예전에는 많은 여성들이 이 바이러스로 인해 자궁경부암에 걸렸어. 매년 검진을 받아야 했고, 이상 징후가 보이면 고통스러운 처치나 수술을 받았지. 요즘은 백신 덕분에 암 발생률이 많이 줄고 있다고 해. 정말 다행스러운 일이지.

암을 주사로 예방할 수 있다면 그런 접종은 얼마든지 하겠어.

그런데 주사약 값이 무척 비싼 게 문제야. 주사약의 종류와 병원이 위치한 지역에 따라 다르긴 하지만, 대략 한 번 맞는 데 20만 원에 가까운 비용이 들거든. 거기다 나이에 따라 두 번 내지 세 번 접종해야 해. 결코 만만한 비용이 아니지. 그래서 몇 년 전부터 자궁경부암 예방접종 비용을 국가에서 지원해 주고 있어. 만 12세에서 17세 사이의 여학생들과 만 18세에서 26세 사이의 저소득층 여성이 지원 대상이지(2022년 기준).

남자는 왜 접종해 주지 않아? 남자는 인유두종 바이러스에 걸리지 않아?

아니야. 남자도 감염돼. 음경부터 요도, 음낭, 회음부 어디에나 있을 수 있어.

남자에게 바이러스가 있다면 여성에게 옮길 수 있잖아. 그럼 남녀 모두 맞아야 하는 거 아냐? 게다가 음경암의 원인도 된다며?

국가 정책으로 대다수의 여성들이 접종을 받는다면 남자가 바이러스를 가지고 있어도 여성들에게 옮기기가 어려워져. 게다가 우리나라는 포경수술 비율이 높아서 음경암 빈도가 낮아. 자궁경부암 발생률에 비할 바가 못 되지. 국가가 큰 비용을 써 가며 남자까지 접종해 주기엔 무리가 있다고 판단했을 거야.

콘딜로마라는 성병도 예방해 준다며? 그럼 남자도 맞아야 하는 것 아니야?

맞아. 요즘 외래 진료를 보다 보면 콘딜로마에 감염된 남자들을 많이 마주하게 돼. 게다가 해마다 늘고 있지. 다른 병원 원장들과 이야기를 나눠 봐도 그렇고, 통계상으로도 증가하는 추세로 집계되고 있어. 그래서 나는 남자도 당연히 예방주사를 맞아야 한다고 생각해. 하지만 2가 백신에는 콘딜로마 예방 능력이 없어. 내가 아는 누군가가 인유두종 바이러스 예방접종에 관해 물어 오면 난 늘 4가 이상의 백신을 권하지.

성병 예방의 의미라면 내 돈 주고라도 당장 맞아야겠는데?

그런데 한 가지 알아 둬야 할 게 있어. 우리 같은 40대 남자는 주사를 맞아도 확실한 예방 효과를 보장받지 못해. 만 26세가 지나서 접종하면, 안 맞는 것보단 낫지만 항체 생성률이 다소 떨어져 보장된 결과를 얻을 수는 없다는 게 지금까지의 연구 결과야. 그래서 남자는 최적의 접종 연령이 9~26세 사이야. 반면 여자는 만 9세부터 45세까지 접종 효과가 입증되었어. 원래는 남자와 같이 9~26세 사이가 최적의 연령대였는데, 최근 데이터가 누적되면서 45세까지 대상 연령이 확대되었어. 하지만 젊을 때 접종해야 효과가 좋은 건 여자도 마찬가지야. 그러니 이 예방접종은 빨리 할수록 유리해. 참고로 45세 이후로는 잘 접종하지 않아. 아직 그 연령대에 대한 신뢰할 만한 연구 결과가 적거든. 네가 꼭 맞고 싶다면 가능한 한 얼른 맞는 게 좋지만, 시기상 제법 늦은 감이 있다는 건 감수해야 해. 나는 서른일곱 살에 맞았어.

정말 어처구니가 없어서. 좋은 건 자기 혼자 챙기고 있었잖아! 나이 드는 것도 서러운 마당에 백신 효과까지 떨어지다니, 상당히 열 받는다고!
화내지 마. 나도 적령기를 한참 지나 맞은 거잖아. 그리고 지금이라도 안 게 어디야. 인유두종 바이러스에 대해 지금의 너만큼 잘 아는 40대 남자는 그리 많지 않아.

아, 몰라. 그런 말은 전혀 위로되지 않아. 난 지금껏 인유두종 예방주사를 맞은 적이 없으니 내 몸에 인유두종 바이러스가 이미 들어와 있을 수도 있겠네?
물론이지. 얼마든지 가능한 이야기지.

그럼 검사해 볼 수 있어? 여자들이 하는 것처럼 말이야. 네 이야기를 들으니 갑자기 불안해진단 말이야.

가능은 한데 권하고 싶진 않아.

왜? 무슨 바이러스가 있는지 알면 더 조심할 수 있고, 좋잖아.

그렇긴 한데 검사 도구가 아직 여성용으로만 개발되어 있어서 남자를 검사할 때 정확도가 떨어져. 인유두종 바이러스 검사는 유전자 증폭 기술인 PCR이라는 진단법을 사용해. 여성의 자궁경부와 질 점막을 작은 솔로 문질러서 거기 묻은 물질을 검사하지. 거기에 인유두종 바이러스가 있는지, 있다면 몇 번에 해당하는지를 알아내는 거야. 그런데 이 검사를 남자에 적용하려면 문제가 발생해.

하긴 남녀의 생식기 구조가 다르니 여성용 검사 도구를 남자에게 사용하는 덴 문제가 있을 수 있겠지.

맞아. 말한 것처럼 여성의 경우 질 점막이나 자궁경부만 검사해. 이 바이러스로 질병이 발생하는 곳이 거기니까. 그래서 진단 키트를 그 부위에 맞게 제작해 두었어. 하지만 남자의 경우 인유두종 바이러스를 찾기 위해 요도에서 시작해 음경, 음모 아래 피부, 음낭, 회음부, 항문 주변 모두를 검사해야 하는데 그곳 대부분은 부드러운 점막이 아닌 일반적인 피부로 덮여 있어. 범위도 넓고 환경이 전혀 다른 거야. 부드러운 자궁경부 점막을 검사하는 용도로 만들어진 도구로 거친 남성 생식기 전체 영역을 검사하기엔 부족하다는 것이 개인적인 생각이야.

검사를 해도 결과가 정확하지 않을 수 있겠구나?

그래. 바이러스가 있어도 없다고 나올 가능성이 크다는 거지. 바이러스 음성이라는 검사 결과지를 받아도 확실히 바이러스가 없다는 말을 해 주지 못한다는 거지.

검사를 권하기 어려울 만하구나. 그럼 그 검사에서 바이러스 양성이 나오면 어떻게 하니? HPV 몇 번, 몇 번, 이름을 달고 진단이 나오면?

딱히 해 줄 건 없어. 인유두종 바이러스엔 약이 없거든. 저절로 없어지길 기다리는 것, 사마귀가 생기면 제거해 주는 것, 나쁜 병으로 진행하지 않는지 감시하는 것. 콘돔을 사용하라고 신신당부하는 것. 그게 전부야.

종합하면 남자는 진단도 어렵고 진단되어도 할 게 딱히 없다는 뜻이네?

전혀 없진 않아. 남자에게서 바이러스가 발견되면 배우자나 여자 친구는 얼른 자궁경부암 검사를 받고 예방접종을 하라고 말해 줄 수는 있지.

45세가 넘는 여자들은 예방접종의 대상이 되지 않지?

맞아. 그 나이의 여성이라면 접종보다는 산부인과 정기검진을 규칙적으로 받으라고 권하지.

바이러스의 영역은 어렵구나. 헤르페스 바이러스도, 인유두종 바이러스도 설명을 들을수록 혼란스러운 느낌이 들어.

그럴 거야. 그건 아마 두 질환에 대한 확실한 치료법이 아직 만들어지지 않았기 때문일 거야. 거기에 성병의 전염이란 책임이 더해질 수 있으니 생각할 점이 무척 많아지지. 확실한 진단법과 치료약이 나오기 전에는 검사 영역과 범위에 대해 남녀 간에 끊임없는 논쟁이 일어날 수 있는 부분이야. 하지만 어떤 방법으로도 이 병이 언제 어디에서 전염되었고 누가 먼저 걸렸는지를 알아낼 수 없어. 인유두종 바이러스에 대해선 세 가지만 명심하는 수밖에 없어. 첫째, 백신은 남녀 모두 반드시 맞아야 한다. 둘째, 접종은 빠를수록 좋다. 셋째, 여성의 경우 정기검진에 소홀하지 말자.

알겠어. 난 늦었더라도 접종을 받아야겠어. 안 맞는 것보다는 나을 테니까.

나쁘지 않은 판단이야. 접종 비용이 다소 높긴 하지만 충분히 가치 있는 판단이라고 봐.

돈과 간지

비뇨기과 전문의가 되겠다는 결정에는 의과대학 시절 무척이나 나를 아껴 주었던 선배의 영향이 컸다. 그는 내 의과대학 생활 거의 모든 부분에서 영향을 미쳤고 늘 앞에서 이끌어 주었기에 졸업해서도 함께 지내고 싶다는 마음이 컸다. 자연히 선배가 지원하는 과에 관심을 두게 되었고, 선배의 권유와 좋은 기회가 만나 그 자리에 들어갈 수 있었다. 하지만 그것이 전부는 아니었다. 비뇨기과를 선택한 것은 내 의지에 의한 것이며 거기엔 분명한 이유가 있었다.

의사들은 진로를 결정할 때 전공을 크게 둘로 나누어 생각한다. 수술을 하는 외과 계열 의사와 그렇지 않은 의사. 물론 수술하지 않는 의사의 임무가 가벼운 것은 아니다. 혈액종양내과나 신경과, 진단방사선과나 방사선종양학과처럼 수술하지 않는 의사들도 위기에 처한 사람들의 생명을 구한다. 응급의학과처럼 수술하지 않으면서 생명의 최전선에서 활약하는 분야도 있다.

외과 계열의 진료 과목은 입원실이 필요하기에 개원 비용이 많이 들어 홀로 독립하기가 만만치 않다. 한국은 치명적인 질병의 수술 수가를 워낙 낮게 정해 둬서, 봉직의로서 큰 병원에 근무할 때도 외과 의사의 월급은 다른 의사들에 비해 적은 경우가 많다. 외과 계열의 의사는 수술한 환자들을 돌봐야 하니 당직도 많이 서야 한다. 개인 시간이 적을뿐더러, 맘 편히 여행 한 번 가기 어려운 사람도 많다. 그런데도 많은 의대생은 수술하는 의사가 되길 원한다. 그것은 모종의 자격이자 특권처럼 여겨지기 때문이다. 사람이 사람 몸에 칼을 대 병든 장기를 도려내고 환자를 생존할 수 있도록 돕는 일. 수술이 아니라면 죽을 수밖에 없는 환자를 일상의 자리로, 그것도 빠른 속도로 돌려놓는 기쁨. 그것은 의사 중에서도 수술하는 의사들에게만 주어지는 특권이기 때문이다.

비뇨기과는 어디에 속하는 진료 과목일까? 사람들은 비뇨기과 의사라고 하면 성병이나 방광염을 치료하고, 발기를 돕는 약을 처방하며, 남성 수술로 고추 크기를 키우는 사람 정도로 흔히 생각한다. 그래서 전공을 물을 때 비뇨기과라고 답하면 참지 못한 웃음을 흘리는 사람들을 어렵지 않게 마주한다. 하지만 비뇨기과는 그런 진료 과목이 아니다. 비뇨기과는 대형 장기를 공격적으로 수술하는 전형적인 외과 계열의 진료 과목이다.

비뇨기과는 소변과 관련된 모든 장기를 수술한다. 소변을 만들고 배출하는 신장과 요관, 방광, 요도가 그것이다. 남성의 자손 번식을 위한 기관들도 수술한다. 생식에 관련된 고환과 부고환, 정관, 정낭, 전립선, 음경이 여기 속한다. 이 기관들에 구조적 이상이나 손상, 종양이 생기면 비뇨기과에서 전담하게 된다. 주먹보다 큰 신장, 그보다 두 배 큰 방광을 제거하기도 하고, 장을 도려내 새로 디자인하여 인공 방광을 만들기도 한다. 신장 이식을 위한 적출 수술도 하고, 발기가 전혀 되지 않는 음경 속에 고가의 기계 장치를 심기도 한다. 현미경을 써야 하는 정밀 수술에서 로봇 수술의 영역까지 맹활약하는 공격적인 외과형 진료 과목. 수술에 대해 말하자면 밤을 새워도 모자랄 만큼 다양한 신체 기관을 다루는 곳이 바로 비뇨기과다.

비뇨기과에선 수술을 넘어 약물 치료 또한 담당한다. 한국의 의료 시스템에서는 대부분의 진료 과목이 약물 치료 파트와 수술 파트로 분리되어 있다. 예컨대 내장의 약물 치료는 소화기내과, 수술은 일반외과. 심장의 약물 치료는 순환기내과, 수술은 흉부외과. 두뇌의 약물 치료는 신경과, 수술은 신경외과. 이런 식으로 정확하게 나뉘어 있다. 그런데 비뇨기과는 그렇지 않다. 수술과 약물 치료 모두 전담한다. 각종 요로 생식기 감염과 만성 방광 질환, 전립선비대증의 약물 치료는 건강 유지를 위한 필수 항목이 되었다. 게다가 성에 대한 개방적인 인식과 노령 인구가 급증하는 요즘, 비뇨기과 진료 수요는 꾸준히 늘고 있다. 그런 이유로 난 비뇨기과를 선택했다. 내가 지원할 당시 나와 같은 생각을 하는 이들이 적지 않았기에 경쟁도 치열했다. 한 명을 뽑는 자리에 매년 네다섯 명의 지원자가 몰려들었다. 힘들게 경쟁했고 어렵게 합격했다.

그러던 어느 날 비뇨기과의 인기는 순식간에 땅으로 떨어졌다. 아니 땅을 뚫고 지하로 들어가 버렸다. 내가 대학병원에 근무할 당시 전국의 비뇨기과 전공의 정원은 백 명 정도였다. 그런데 어느 해부턴가 지원자 수가 급격히 줄더니 전국을 통틀어 단 세 명만 지원하는 수준으로 추락해 버렸다. 최고치의 97퍼센트나 감소한 수치. 그것은 거대한 충격이었으며 한 과목이 아예 망해 버린 게 아닐까 싶을 정도의 큰 사건이었다.

새로 들어온 전공의는 대학병원 운영의 핵심 자원이다. 한 해만 지원자가 끊겨도 병원 운영에 큰 지장이 생긴다. 그런데도 사태는 진정될 기미가 없었고, 오히려 해가 갈수록 정도를 더해 갔다. 결국 전공의 한둘 모자라는 정도를 넘어 단 한 명도 없는 병원이 속출하게 되었고, 대학병원 비뇨기과 교수들은 인력 부족에 탄식을 쏟아 냈다. 이에 학회에서는 전체 병원의 비뇨기과

정원을 원래의 절반인 50명으로 감원했다. 앞으로 그 이상의 인원을 뽑지 않겠다고 선언함으로 비뇨기과 의사가 가질 희소성을 강조하려는 계산이었을 것이다. 게다가 비뇨기과의 기존 이미지에서 벗어나고자 정식 명칭도 비뇨의학과로 변경하였다. 하지만 그런 경향은 아직도 회복될 기미가 보이지 않고 있으며, 여전히 비뇨기과는 지원자 부족으로 인력난에 시달린다.

문제의 시작은 어디였을까? 아마도 이 현상은 십여 년 전 작은 그래프 하나가 출발점이었을 것이라 나는 생각한다. X축과 Y축을 가진 심플한 그래프 하나가 어느 날 '메디게이트' 게시판에 출현했다. 이곳은 의사들만 들어갈 수 있는 온라인 커뮤니티로 의사 판 '디시인사이드'나 '보배드림' 게시판이라 생각하면 이해하기 쉽다. 거기엔 환자를 치료할 때의 노하우나 자신의 처방 의견, 새로 구입한 치료 기계에 대한 평가 같은 의료적인 주제들이 주로 게시되지만 짓궂은 농담이나 인생 실패담, 흥미진진한 연애담 같은 것들도 심심찮게 올라왔다. 그곳에 누군가가 농담 반 진담 반으로 그 그래프를 만들어 올린 것이다. 오래전 일이라 만든 이의 정확한 정보는 기억할 수 없지만, 그 내용과 파장만은 또렷하게 기억한다.

그것은 여러 진료 과목들을 버는 돈과 멋의 정도로 평가한 도표였다. X축엔 '돈', Y축엔 '간지'가 적혀 있었다. X, Y 좌표 모두 큰 양수를 보이면 그 진료 과목은 수입도 높고 명예로운 의사라는 뜻이고, 두 지표 모두 큰 음수를 보이면 명예도 없고 수입도 초라하다는 뜻이었다. 명예만 높고 수입이 적은 과도 있었고, 돈은 많이 벌지만 명예롭지 못한 과도 있었다. 여러 과목 중 수입도 명예도 가장 높은 과는 성형외과였다. 당시 인기를 생각하면 성형외과는 한눈에 보아도 그 자리를 차지할 만했다. 신경외과는 수입 면에선 성형외과만큼은 아니지만 명예 면에선 최고였다. 아마도 개두술을 하는 희귀한 진료 과목이니 마땅히 인정받을 만했다. 정형외과는 명예에서는 신경외과에 뒤지지만, 수입은 신경외과보다 나았다. 흉부외과의 명예는 최고의 위치에 있었지만, 수입은 형편없는 자리에 있었다. 일반외과는 흉부외과 다음으로 명예로운 위치였지만 수입에서는 신통치 않은 자리를 차지했다. 이 도표가 출현하자 의사들은 이를 캡처해 각자가 속한 SNS 단체방에 공유하기 시작했다. 솔직히 말해, 아이디어가 참신했고 대부분의 평가가 정확했다. 각 과목이 지닌 특징이 수입과 명예라는 두 지표로 이렇듯 명확히 설명된다는 게 놀라운 지경이었다.

비뇨기과는 두 지표 모두에서 음수의 첨단에 있었다. 수입도 최저치에 명예 또한 전혀 없는 자리였다. 비뇨기과가 위치한 자리 주변에 다른 진료 과목 몇 개가 같이 보였지만 비뇨기과는 그중에서도 최악이었다. 받아들이기 힘든 사실이었다. 비뇨기과는 다른 과목에서 절대 손댈 수 없는 어려운 수술도 많이 한다. 노령화로 인해 대상 환자 수도 많으며 커버하는 영역도 넓다. 수입 면에서도 평균은 된다고 본다. 그런데 모든 진료 과목 중에 최악의 위치라니. 평가 자체도 충격이었지만 더욱 힘든 것은 주변 의사들이 키득거리는 모습이었다.

나는 비뇨기과 전문의가 되기 위해 4 대 1의 경쟁을 뚫어 냈다. 내가 수련받던 시절은 의국의 모든 잡무와 당직을 신입에게 몰아 주던 때였기에 보통 하루 스무 시간 가까이 일했고, (물론 내가 일을 못했던 탓도 있지만) 두 시간도 자지 못한 날이 허다했다. 밀려오는 환자에 비해 의국원의 수가 모자란 병원이라 주말여행은 커녕 4년, 마흔여덟 달 내내 응급수술이 필요하면 즉시 병원으로 달려가야 하는 삶을 살았다. 힘들고 만만치 않은 기간이었다. 그런데 그 시절에 대한 보상은 고사하고 이런 도표가 돌아다니면서 내 과거에 먹칠을 하다니! 도표를 처음 마주한 당시, 나는 분노에 휩싸일 수밖에 없었다.

도표는 당연히 인턴과 의대생들에게도 돌기 시작했다. 그리고 거짓말처럼 그해부터 지원자가 말라 버렸다. 제초제 뿌린 새싹처럼 깨끗하게 전멸했다. 그런데 중요한 것은 그 도표가 돌고 나서 이런 반응이 나타난 곳이 비뇨기과뿐이란 것이다. 그 도표에서 지적한 다른 비인기 과목들은 다소 줄긴 해도 꾸준히 새

전공의가 들어왔다. 도표에선 초라할지 몰라도, 지원자들의 성향과 상황에 따라 비인기 과목을 선택할 여지가 얼마든지 있었기 때문이리라.

그렇다면 왜 비뇨기과만이 심각하게 타격을 입었을까? 비뇨기과는 수면 아래에 어떤 문제를 가지고 있었기에 탄탄하던 입지를 잃고 비인기 과목의 바닥으로 추락한 걸까? 나는 여기에 대해 심도 있는 고민을 해 보았다.

이상하게 들릴지 몰라도 나는 혁신적인 기술 발달이 그 원인이라고 본다. 좀 더 자세히 말하면 '혁신적인 기술 발달이 불러온 근무 환경 악화'라 부르는 것이 맞겠다. 대개 기술의 발달은 삶을 편하게 한다. 하지만 비뇨기과에서는 그렇게 작동하지 않았다. 내가 수련하던 당시 대학병원 비뇨기과에선 복강경을 이용한 전립선암 수술이 한창이었다. 전립선암은 조기에 발견해 치료하면 생명에 거의 지장을 주지 않는다. 병기가 낮은 환자를 정교하게 수술하면 발기부전이나 요실금 같은 부작용까지 피할 수 있다. 그런데 골반뼈라는 물리적인 구조물이 전립선 수술에는 방해가 되어 왔다. 전립선이 골반 너무 깊숙한 곳에 박혀 있어서 복강경 수술의 위험도와 부작용의 빈도를 높였다. 복강경을 이용한 전립선 수술의 난점은 골반 속 깊숙한 수술 부위의 시야를 확보하기 어렵다는 것. 그리고 손의 움직임과 화면 속 기구의 위상차가 정교한 조작을 어렵게 한다는 점이었다. 게다가 복강경 수술 기구는 모두 긴 작대기 모양이라 그것이 닿지 않는 수술 부위 또한 존재했다.

그러던 어느 날 복강경 기술에 기반을 둔 '다빈치'가 미국에서 개발되었다. '다빈치'는 수술용 로봇으로 원래는 국외의 미군 부상자를 미국 본토의 의사가 수술할 수 있게 개발한 장비였다. 많은 군용 기술이 실생활에 보급되듯 이 로봇 장치도 어느 날 일반 병원에 보급되기 시작했다. 다빈치의 발명은 비뇨기과 수술에 혁명을 안겨 주었다. 시야가 잘 보이고 동작이 정확했기 때문이다. 개복 수술로 도달하기 어려운 부분도 쉽게 접근할 수 있었다. 그래서 다빈치가 가장 먼저 투입된 곳은 다름 아닌 전립선암 수술이었다.

다빈치는 한 대당 약 45억 원에 달하는 고가의 장비였음에도 여러 대학병원은 앞다투어 이 장비를 도입했다. 물론 시작은 원금 회수가 즉시 가능할 것으로 여겨지는 서울 중심 4개 병원이었지만, 이내 다른 유명 대학병원이 뒤를 따랐다. 발달한 한국의 통신망 덕에 혁신적인 신기술은 환자들에게 널리 알려졌고 온 나라의 전립선암 환자들이 서울로 몰려들었다. 여기서 중요한 점은 전립선암 수술은 외래에서 시행할 정도로 간단하지 않다는 것이다. 전립선암 환자는 수술 후에 중환자실로 바로 옮겨질 만큼 신경 써서 돌봐야 한다. 로봇 수술을 받더라도 수술의 위중도는 마찬가지다. 원하는 사람이 갑자기 늘어난다고 해서 모두 받아 낼 수 있는 수술이 아니란 뜻이다. 하지만 장비 자체의 가격이 워낙 비싸기에 이를 담당하는 대학교수들은 한 건이라도 더 많은 수술을 해야만 했다. 결과적으로 로봇을 갖춘 병원에는 정교한 관리를 요하는 입원 환자의 수가 폭발적으로 늘어났고, 해당 병원에 속한 전공의들의 삶의 질은 땅으로 추락했다. '기술 발달이 불러온 근무 환경 악화'란 바로 이를 두고 한 말이다.

의사의 본질은 환자를 살리는 일이다. 따라서 비록 고되더라도 많은 환자를 살리는 보람으로 마음의 보상을 얻으면 어떨까, 생각할 수 있다. 하지만 로봇 수술에서 전공의는 이런 보람을 느끼지 못한다. 로봇은 철저한 1인 수술 체제다. 수술할 여건을 갖춰 주면 집도의 혼자 수술한다. 주변의 도움도 많이 필요치 않다. 전공의가 할 일은 환자가 누운 카트를 수술실로 밀어 넣고 마취과 의사가 환자를 잠재우길 기다리는 것과 로봇이 진입할 경로를 확보하는 것에 한정된다. 환자를 살리는 일에는 끼어 보지도 못하기에 배울 것도 많지 않다. 그저 뒤에 앉아 수술 모니터만 바라봐야 한다. 로봇이 없을 땐 전공의의 역할이 무척 중요했다. 배를 열든, 복강경을 하든 전공의가 할 일이 반드시 있었다. 한 사람을 살리는 일에 의료진 전체가 동참했다. 하지만 다빈치 아래에서 전공의는 그저 환자를 옮기는 일꾼에 불과했다.

그 일도 무척 중요하긴 하지만 의과대학을 나온 의사가 하기엔 초라하게 느껴지는 일이었다.

초라함은 잠시, 지옥은 밤에 시작된다. 교수들이 모두 병원을 떠나고 나면 수술받은 환자들이 중환자실에서 전공의들을 기다리고 있다. 낮에 열심히 일하고 밤에 쉬는 것이 인간의 본질적인 디자인이다. 그런데 수술받은 중환자가 워낙 많다 보니 기록할 정보의 양도 많고 환자들의 상태도 천차만별이다. 전공의들이 잠을 충분히 잘 수 없는 근무 환경이 끝없이 이어지는데 그렇다고 낮에 잘 시간이 생기는 것도 아니다. 낮에는 불만족스러운 교육의 현장, 밤에는 과중한 업무량과 수면 부족. 이것이 '다빈치'가 비뇨기과 전공의들에게 만들어 준 변화의 결과물이었다.

문제는 여기에서 끝나지 않는다. 비뇨기과 기술의 눈부신 발전은 또 다른 문제를 만들었다. 수련과 현실의 괴리. 바로 이 점이 많은 이들을 비뇨기과에서 등 돌리게 만들었다. 소화기내과 전공의를 생각해 보자. 그들은 수련 시절에 수도 없이 많은 환자에게 내시경 검사를 시행한다. 전공의 4년이 지나면 그들은 내시경 검사의 강력한 기술자가 되어 사회로 배출되고 개인병원 또는 2차 병원에서 그 기술을 마음껏 발휘한다. 정형외과도 마찬가지다. 수련 시절 교수진들과 함께 진행하던 수술은 그들이 사회에 나왔을 때 그대로 이어져 평생 먹고살 기술의 원천이 된다. 하지만 비뇨기과는 그렇지가 않다. 교수가 되지 않는 이상 전공의 시절에 배운 기술들이 미래의 밥벌이에 도움이 되지 않는 경우가 많다. 개인병원에선 포경수술 또는 정관수술 이외에 큰 수술을 다루는 경우가 드물다. 정관수술엔 복강경이 쓰이지 않고, 포경수술을 위해 로봇을 유치할 필요가 없다. 수련 과정과 개인병원 운영 사이에 기술적 연결점이 거의 없는 것이다.

대형 수술을 이끌어 나갈 교수가 될 사람은 전체 전공의의 3분의 1이 채 되지 않는다. 나머지 3분의 2의 인력들은 자신의 미래와 관련 없는 일을 위해 4년 동안 밤을 새우고, 공부해야 하는 것이다. 심지어 개원의에게 꼭 필요한 포경수술이나 정관수술을 한 건도 보지 못한 채 수련 과정을 마치는 경우도 허다하다. 이들은 밖에 나와서 선배들을 일일이 찾아다니며 필요한 기술을 따로 배워야 한다. 이런 현실을 알고 나면 어느 의사가 비뇨기과를 전공할 마음이 들까? 선택의 폭이 좁다면 몰라도 전공할 수 있는 과목이 서른 가지가 넘는 시점에, 수련 과정이 고생스럽고 보람도 없는 데다 실제의 개원 생활과 연결도 되지 않는 학문을 위해 4년을 바칠 이유가 있냔 말이다.

여기에 생식기를 다룬다는 진료 과목의 이미지 자체가 문제를 더한다. 한국어를 넘어 대부분의 언어에선, 욕을 할 때 생식기나 성행위 또는 배설물에 빗댄 단어들을 많이 사용한다. 생식기에 대한 이미지가 일그러져 있다 보니 이를 다루는 진료 과목들도 그 영향을 피할 수가 없다. 여러 자리에서 사람들을 만날 때 내가 비뇨기과 의사임을 밝히면 왜 하필 그런 진료 과목을 선택했냐고 묻는 이들이 생각보다 많았다. 의사까지 돼서 굳이 왜 비뇨기과를 전공했냐고 진지하게 묻는 친구도 있었다. 비뇨기과의 다양한 영역에 대해 자세히 설명하려 해도 사람들은 귀담아 듣지 않았다. 과목에 대한 단단한 편견이 존재하는 것이다. 요즘 젊은 세대들은 남들이 자신을 어떻게 생각하는지에 많은 신경을 기울인다. 내가 어떤 사람인가도 중요하지만, 남들이 나를 어떻게 볼 것인가도 무척 중요하게 여긴다. 이런 상황에서 비뇨기과는 외면의 대상이 될 수밖에 없다.

종합해 보면, 비뇨기과의 추락은 한 젊은 의사의 조롱 섞인 도표 하나에 무너진 것이 아니다. 개원의를 전혀 배려하지 않는 수련 환경과 로봇 수술로 인한 과중한 업무 부담, 타인의 시선을 의식하기 시작한 시대적 변화. 이런 것들이 쌓일 대로 쌓였다가 그 도표 하나에 풍선 터지듯 펑 하고 터진 것이다. 그 사건이 있고서도 이제 십 년이 넘는 시간이 지났다. 조금씩 비뇨기과 지원자가 늘고 있긴 하지만 아직 예전의 자리를 찾을 기미는 없다. 의료계에선 한 진료 과목의 인기는 십 년 정도를 주기로 오르내린다고 말한다. 한 진료 과목에 과도한 관심이 몰리다가도 필요 이상의 인원이 배출되면 경쟁이 심해져 어느 순간 비인기 과목이 된다. 반대로 인기가 떨어진 과목들은 십 년 정도 가시밭길을 걸으면 다시 본래의 자리를 되찾는다. 그런데 비뇨기과는 아직 그러지 못하고 있다. 줄어든 전문의 배출과 늘어나는 수요로 희소성은 급증하고 있으나 아마도 남의 눈을 의식하는 시대 변화가 발목을 잡는 것이리라.

그러나 누군가 내게 비뇨기과를 전공한 걸 후회하느냐고 묻는다면 나는 그렇지 않다고 대답한다. 나는 비뇨기과 전문의가 된 것을 여전히 자랑스럽게 여긴다. 비뇨기과를 전공한 후 15년. 많은 사람이 내 앞에 나타났고, 나는 그들이 가져온 질병의 상당수를 호전시켜 주었다. 많은 사람들을 수술했고 그들의 삶이 연장되도록 도왔다. 나는 비뇨기과의 인기가 떨어진 것이 분하지도 곤란하지도 않다. 줄어든 전공의들의 관심이 무색하게, 비뇨기과에 대한 사회적 수요는 날이 갈수록 늘고 있다. 이런 현상은 나와 동료들의 희소성을 높여 주고 있다. 심지어 이제는 그 도표를 만들어 준 의사에게 감사한 마음마저 든다. 언젠가 마주할 수 있다면 좋은 안주에 소주 한잔 대접하고 싶다. 선생님 덕분에 날이 갈수록 소중한 사람이 되고 있다고. 경쟁자들을 물리쳐 줘서 감사하다고. 덕분에 잘 먹고 잘 살고 있다고 인사를 건네고 싶다.

앞으로도 당분간은 비뇨기과의 저평가가 지속될 듯하다. 하지만 상관없다. 나는 오른팔과 음경 중에서 단 하나만을 선택하라는 질문에 답을 정하지 못해 당황하던 친구들의 표정을 기억한다. (반 이상이 음경을 택했다.) 없으면 안 되는 것. 소중한 사람과의 관계에서 중요한 것. 우리 몸의 노폐물을 배출하는 것. 누군가의 마음을 지탱해 주는 것. 비뇨기과는 그런 것들이 달려 있는 장기를 돌보는 진료 과목이며, 비뇨기과 의사는 없어서는 안 될 사람들이다. 꼭 필요한 동시에 희소한 것에는 반드시 가치가 깃들기 마련이다. 다만 다시 인정받을 때까지 시간이 조금 필요할 뿐이다. 나는 그렇게 생각한다.

트리믹스의 비극

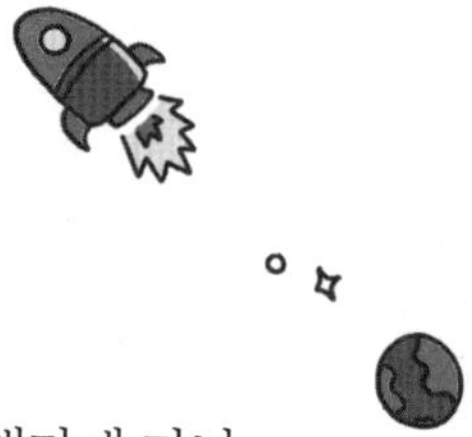

응급실에 달려오기 전날 밤, 그는 동창회에 갔다. 오랜만에 만난 고등학교 시절 친구들과 신나게 떠들며 술을 마셨다. 고기와 소주를 넉넉하게 빨아들이고서 그들은 2차를 고민하기 시작했다. 그때 놀기 좋아하는 한 친구(별명이 베짱이였다)가 나이트클럽을 고집했다. 결혼한 사람도 있었기에 일행들은 망설였지만 알 수 없는 설렘을 이기지 못해 베짱이 의견에 동의했다. 홀에 앉으면 부킹이 어렵다는 베짱이의 말에 추가로 회비를 걷어 화장실 딸린 큼지막한 룸을 잡았다. 한눈에 봐도 일 잘하게 생긴 웨이터를 골라 시작부터 후하게 팁을 쥐여 주니 얼굴도 기억하기 힘들 만큼의 여자 손님들을 소개해 주었다. 그들은 맥주와 양주를 섞어 마시며 처음 본 여자들과 노래를 부르고 이야기도 나누었다.

선한 얼굴과 호리호리한 몸매 덕인지 몇몇 여성이 그에게 호감을 보였다. 그는 내심 그것이 싫지는 않았다. 무슨 일이라도 일어날 것 같은 기분 좋은 밤이었다. 베짱이는 그가 여자들의 관심에 기분 좋아한다는 것을 알아차리자 멍석을 깔기 시작했다. 자리를 다녀간 여러 무리 중 가장 말이 잘 통했던 한 팀을 다시 불렀고, 함께 많은 술을 더 마셨다. 긴 시간이 흐르고 밤이 깊어지자 일행 중 한두 명이 시계를 보더니 헐레벌떡 자리에서 일어났다. 누구에게도 관심을 받지 못한 사람들은 인사도 없이 조용히 사라졌다. 이윽고 새벽 3시가 되자 그 공간에는 이쪽 일행 둘과 저쪽 일행 둘만 남게 되었다. 다음 상황은 뻔한 일이었다.

그는 대학 시절의 기억을 되살렸다. 웨이터를 불러 부킹 온 테이블의 계산서를 요구했고, 여자들에겐 자리에 가서 가방과 옷가지를 챙겨 오라고 했다. 그런 모습을 기분 좋게 바라보던 베짱이는 사람들이 룸을 떠나자 손가방을 열어 작은 주사기를 꺼냈다. 그는 놀랐다. 베짱이가 마약을 하는가, 아직도 나이트에서 마약을 하는 사람이 있나, 싶었다. 하지만 이내 그것이 마약이 아니란 걸 알게 되었다. 베짱이는 그에게 찡긋하며 윙크를 날리더니 서슴없이 바지를 내려 자신의 음경에 주사를 놓았다. 한두 번 해 본 솜씨가 아닌 듯했다. 갑자기 그는 발기를 위해 음경에 주사를 맞는다는 이야기를 어디선가 들은 기억이 났다. 친구가 맞는 것이 마약이 아니라는 확신이 들자 슬며시 호기심이 고개를 들었다.

베짱이는 20대 후반에 당뇨병을 진단받았다. 모든 당뇨 환자가 발기부전을 겪는 건 아니지만 술과 담배를 조절하지 않고 혈당 관리 또한 등한시한 베짱이의 이른 발기부전은 예정된 일이었다. 30대 초반부터 비아그라 같은 먹는 발기부전 치료제를 쓰기 시작했으나 그 효과는 십 년을 넘기지 못했다. 30대 후반에 이르자 베짱이는 강력한 발기 유발 주사인 '트리믹스'를 처방받기 시작했다. 이후에도 그의 당뇨 합병증은 점점 악화되었다. 처음에는 0.2cc만 주사해도 증상이 좋아지다가 6년이 지난 지금은 0.8cc를 맞아야만 약효를 볼 수 있었다.

베짱이는 나이트에서 만난 여자와 원나잇을 약속했기에, 미리 준비해 온 트리믹스 0.8cc를 방금 음경에 주사한 상태다. 그리고 자신이 주사하는 모습을 호기심 가득한 눈으로 바라보는 그에게 눈을 돌렸다. 마침 가방에는 여분의 주사가 하나 더 남아 있었다. 술에 취해 주의 사항 따윈 까맣게 잊어버린 베짱이는 남은 하나를 그의 음경에 놓아 주었다. 주저 없이, 능숙하게, 마지막 한 방울까지.

'트리믹스' 주사는 발기부전 치료제 가운데 가장 강력하다. '트리=셋, 믹스=섞는다'라는 이름에서 알 수 있듯이 세 가지 물질을 섞었다는 뜻이다. 세 가지 물질은 파파베린, 알프로스타

딜, 펜톨라민으로, 이들은 먹는 발기부전 치료제인 비아그라가 1998년 첫 허가가 나기 전, '발기 유발 주사제'로 활약하던 물질들이다. 비아그라가 개발되고 나서 필요성이 급격히 떨어졌지만, 얼마지 않아 이들은 다시 세상에 등장했다. 오랜 당뇨로 인해 음경 혈관이 망가진 사람들은 비아그라의 효과가 한정적이었기에 먹는 약보다 강한 치료제가 여전히 필요했기 때문이다.

잘 드는 칼이 사람을 다치게 하듯, 효과 좋은 트리믹스는 강력한 부작용이 있다. 강도가 너무 강해서 발기에 문제가 없는 정상인이나 먹는 약으로도 충분히 효과를 보는 가벼운 발기부전 환자는 트리믹스 주사를 맞았을 때 발기지속증이 발생할 수 있다. 엄격한 기준을 거쳐 트리믹스를 처방했음에도 환자의 30퍼센트에서 발기지속증이 발생한다는 보고가 있을 정도다. 그만큼 트리믹스 주사는 부작용의 확률이 높다. 병원에서 먹는 발기부전 치료제를 먼저 처방해 보고, 반응이 전혀 없을 때만 트리믹스를 고려하는 건 이 때문이다.

심지어 트리믹스 처방을 결정했더라도 바로 환자에게 주사약을 주지 않는다. 자가 주사 방법을 익혀야 할뿐더러, 부작용의 발생을 확인하기 위해서다. 이 약물을 안전하게 처방하려면, 우선 0.1~0.2cc 정도의 소량을 의사가 환자의 음경에 주사해 반응의 정도를 눈으로 직접 확인한다. 그것으로 발기가 충분치 않으면 그날은 검사를 중단하고 다음 날 용량을 조금 더 올려 그 사람에게 딱 맞는 최저 용량을 찾는다. 그 지점에서 필요한 만큼의 발기는 이루어지고 부작용은 없다는 것이 확인되면 그때부터 소량씩 처방한다. (많이 처방하면 누군가에게 나누어 주는 사람이 꼭 생긴다.) 이것이 트리믹스를 안전하게 처방하는 방식이다.

트리믹스의 가장 무서운 부작용, 발기지속증. 이 증상이 무엇이기에 비뇨기과 의사들은 이렇게나 조심하는 것일까? 강력한 발기지속증이 발생하면 적절한 시간 내에 제압하지 않을 경우 음경을 이루는 혈관과 구조가 심각하게 파괴된다. 다시는 발기가 되지 않거나, 음경이 쪼그라들거나, 심한 경우 음경을 잃게 된다.

발기는 음경 해면체 가운데에 위치한 좁고 꼬불꼬불한 나선 동맥이 성적 자극에 의해 곧고 넓게 확장되는 것에서 시작된다. 넓고 곧아진 혈관을 통해 평소보다 많은 혈액이 해면체 내로 흘러 들어오면, 음경은 점차 부풀어 해면체 바깥에 있는 음경 정맥을 눌러 들어온 혈액이 밖으로 나가는 것을 차단한다. 입구는 열고 출구는 닫는 것. 동맥은 열고 정맥은 닫아 해면체의 압력을 올리는 작용. 이것이 발기의 원리다. 그런데 발기한 음경에는 다른 일도 동시에 일어난다. 발기는 음경의 혈액순환이 일시적으로 멈춘다는 걸 의미한다. 정맥혈의 출구를 닫아 해면체 내부 압력을 올렸기 때문이다. 발기하는 동안에는 음경에 신선한 피가 흐르지 않고, 산소와 영양분 공급, 노폐물 제거가 일시적으로 멈추게 된다.

우리 몸을 이루는 모든 세포는 산소와 영양분이 필요하다. 이들은 흐르는 동맥혈을 통해 조직과 그것을 이루는 세포로 공급된다. 기관에 따라 다르지만, 혈류가 차단된 상태로 일정 시간이 흐르면 모든 세포는 반드시 죽는다. 음경의 경우는 대략 네 시간이다. 그 이상 발기가 지속되면 발기에 관련된 세포들이 서서히 죽기 시작한다. 48~72시간이 지나면 대부분의 세포가 살아남지 못한다. 나중에 혈류가 돌아와도 쪼그라들어 형체만 남게 되고, 여기에 감염이 동반되면 모든 것을 잃기도 한다. 그래서 발기지속증은 응급 질환이며, 이를 잘 일으키는 트리믹스는 조심스럽게 써야 하는 무서운 약이다.

베짱이에게 트리믹스 0.8cc를 주사 맞은 그의 음경은 기적처럼 단단해졌다. 마치 이차성징을 막 시작한 중학교 시절, 아침 발기에 고추가 아파 잠을 깨던 때가 떠오르는 정도였다. 그는 평소에도 성생활에 문제가 없을 정도로 발기가 잘 되었지만 이런 발기는 놀라웠다. 평소가 100퍼센트라면 이건 150퍼센트라 표현할 정도였다. 그는 필요 이상으로 딱딱한 고추가 부담스러웠다. 하지만 주사는 이미 맞았고 배는 항구를 떠났다. 어떤 일이라도 벌어져야 이 상황이 끝나기에 그는 옷을 들고 엉거주춤한

폼으로 밖으로 나갔다. 주황색 포장마차가 늘어선 큰 길가에 이르자 다소 수줍은 표정을 한 그녀가 기다리고 있었다. 그들은 마치 예약해 둔 호텔에 들어가듯 자연스럽게 근처 모텔로 들어가 일을 치렀다. 그는 대실 두 시간을 꽉 채워 세 번 사정했다. 그녀는 무척 기뻐했고 반드시 연락 달라는 말과 함께 전화번호가 적힌 쪽지를 주고 사라졌다. 그는 지친 몸과 마음 그리고 숙명적인 숙취를 안고 집으로 돌아가 자리에 누웠다. 그리고 기절한 듯 잠에 빠져들었다.

그는 점심때가 되어서야 깨어났다. 하지만 깨어난 이유가 평소와 달랐다. 잠을 푹 자서라든가 물을 마시기 위해 깬 것이 아니었다. 고추가 아파 잠에서 깼다. 아침 발기가 가끔은 뻐근한 통증을 만들기도 하지만 이번은 일상의 정도를 벗어나 있었다. 중학교 시절의 아침 발기보다 훨씬 아팠다. 파자마를 내려 음경을 보았다. 그것은 빈틈없이 빡빡한 발기를 여전히 유지하고 있었다. '정말 무시무시한 주사로군…'이라고 생각하며 그는 화장실로 들어가 발기를 가라앉히려 억지로 오줌을 누었다. 발기한 상태에서 오줌을 누자니 줄기가 가늘어지고 여러 방향으로 갈라졌다. 변기 주변 온 사방에 오줌이 튀었다. 술 마신 다음 날 첫 소변이었기에 양도 많았다. 아프도록 발기한 고추로 질질 짜내듯 그 많은 오줌을 누려니 엄청난 노력과 시간이 들었다. 아랫배의 압력이 머리로 전해져 깨질 듯한 두통도 시작되었다. 절망적인 것은 그토록 힘들게 소변을 다 누었음에도 음경이 전혀 작아지지 않는다는 것이었다. 보통의 아침 발기는 오줌을 누고 나면 가라앉아야 한다. 쌓인 눈이 따듯한 오줌에 녹아내리듯 스르르 잦아들어야 한단 말이다. 하지만 그의 음경은 여전히 딱딱했고, 음경도 머리도 미친 듯이 아팠기에 그는 정말 돌아 버릴 지경이 되었다.

그때 평소 어깨가 아파 가끔 복용하던 강한 진통제가 떠올랐다. 그는 일단 서랍 속에서 진통제를 찾아 입에 털어 넣고 서둘러 출근했다. 여러 가지가 궁금해 베짱이에게 전화를 걸었지만 받지 않았다. 아직 잠을 자는 모양이었다. 강력한 진통제 덕인지, 많은 손님을 상대하는 사이에 그는 어느 정도 통증을 잊게 되었다. 하지만 지독한 발기는 여전했다. 그는 궁금했다. 이 발기의 끝은 어디란 말인가?

저녁이 되도록 베짱이는 전화를 받지 않았다. 이제는 통화 연결이 바로 사서함으로 넘어갔다. 배터리 방전으로 전화가 꺼진 모양이다. 다들 불리는 이름에 맞는 삶을 살아간다. 달리 베짱이가 아닌 것이다. 저녁에 통증이 시작되자 그는 다시 진통제를 먹었다. 하지만 슬슬 걱정되기 시작했다. 음경이 뭔가 검어진 듯했고 통증의 정도가 더해졌기 때문이다. 그의 음경이 열여덟 시간째 발기 중인 밤 9시, 드디어 베짱이에게서 전화가 왔다.

"전화했었네? 어젠 내 덕에 재미 좀 봤지?"

"이 미친 놈아! 왜 이제 전화하는 거냐?"

"왜 화를 내고 그래? 너 좋으라고 내가 어제 얼마나 노력했는데."

"그건 됐고, 네가 놔 준 주사 그거 있잖아."

"그래. 그거 효과 죽이지? 더 필요해?"

"죽이고 뭐고, 이거 언제 가라앉냐?"

"뭐라고? 혹시… 너 아직 발기해 있냐?"

"그래! 아파 미치겠어. 이렇게 아픈 걸 넌 어떻게 쓰는 건데?"

"난 그렇게 오래 발기 안 해. 아프지도 않고. 주사 맞으면 한 시간 안에 가라앉아. 삼십 분 갈 때도 있고. 나는 어제 집에 갈 때 이미 발기가 다 풀렸어. 진짜 아직까지 발기해 있는 거야?"

"그래. 이 자식아. 이젠 고추 색깔도 꺼멓게 됐어. 이거 주면서 의사가 뭐 하던 말 없어?"

"워낙 오래 쓰던 주사라 딱히 기억은 없는데…. 아, 주사 맞고 발기한 상태에서 네 시간인가 여섯 시간인가 지나도 계속 안 가라앉으면 응급실로 가라고 들은 거 같아."

"응급실?!"

"어, 응급실. 야… 지금 하루가 다 되어 가…."

"말 안 해도 알아 이 새끼야! 도대체 뭘 놓은 거야? 씨발!"

욕과 함께 눈물이 터져 나와 그는 전화를 끊어 버렸다. 금세 베짱이의 전화가 울렸지만, 배터리를 뽑아 버렸다. 진정하기 위해 담배를 물었다. 발기에 그렇게 나쁘다는 담배이건만 세 대를 피웠음에도 딱딱한 고추는 물러설 기미가 없었다. 고민했다. 이게 응급실까지 가야 할 일이란 말인가. 엄청나게 아프긴 한데 이 밤중에 정말 응급실에 가야 한단 말인가. 지금 집을 나서면 같이 사는 여자 친구에게 들킬 위험이 너무 크다. 어딜 가는지 둘러댈 방법이 없다. 발기 유발 주사를 맞았고, 어젯밤 그녀와는 관계를 가지지 않은 상태다. 그 상태에서 어떤 변명이 통한단 말인가. 그는 다시 진통제를 삼키며 생각했다. 날이 밝는 대로 동네 비뇨기과를 가자. 그럼 무슨 답이 나올 것이다.

그의 바람과 달리 시간이 흐를수록 통증은 정도를 더해 갔고, 결국 아무 생각도 할 수 없을 만큼 심해졌다. 상황적 고려란 것을 붙들고 있기엔 그의 통증은 너무 심각했다. 그는 몰래 집을 빠져나와 간신히 차를 몰고 새벽 4시에 병원을 향해 달렸다. 응급실로 달려 들어오자마자 당직 인턴에게 자초지종을 설명했고, 콜을 받은 나는 응급실로 한달음에 내려갔다.

가장 먼저 음경을 확인했다. 멍든 듯이 시커멓게 변해 있었다. 만져 보니 무척 딱딱했다. 저혈류성일 가능성이 높다는 의미다. 발기지속증은 크게 두 가지 형태가 있다. 정맥이 닫혀 혈액의 출입이 거의 없는 '저혈류성'과, 정맥은 열린 채로 동맥혈의 유입이 증가하는 '고혈류성'이 그것이다. 저혈류성은 혈액의 출입이 거의 없기에 산소와 영양분의 공급이 차단되어 조직과 혈관 파괴가 발생한다. 당연히 심각한 통증으로 이어지며 응급처치가 필요하다. 고혈류성은 혈액이 많이 몰렸을 뿐 순환은 유지되는 상태다. 저혈류성과 달리 물렁하게 발기한 상태이므로 조직 손상 가능성은 비교적 낮은 편이고 응급한 수술이 필요한 경우는 드물다. 다만 증상이 수일간 지속될 경우 방사선 검사를 통해 문제를 일으키는 동맥을 차단하는 시술을 고려한다.

'트리믹스'에 의한 발기지속증은 대부분 저혈류성이다. 나는 그의 발기지속증이 어떤 형인지를 확진하기 위해 음경에서 뽑아낸 혈액의 가스분석을 시행했다. 피는 심각하게 검은색이었다. 산소 흔적이라곤 조금도 찾을 수 없는 정맥혈 중의 정맥혈이었기에 가스분석 결과가 나오기도 전에 응급처치를 준비했다. 구멍으로 반대편이 보일 만큼 굵은 주사 바늘 열 개, 많은 양의 거즈, 혈관수축제가 담긴 주사, 그리고 압박붕대를 준비했다. 주사 바늘 열 개를 음경에 고루 꽂아 24시간 동안 고여 있던 혈액을 짜내 발기를 제압한다. 많은 양의 거즈로 음경에서 흘러나온 혈액을 닦아 낸다. 혈관수축제를 주사해 음경 동맥을 좁아지게 만들어 혈액 유입을 차단한다. 압박붕대로 작아진 음경이 다시 발기하지 않게 꽁꽁 동여맨다. 응급처치 계획은 이러했다.

하지만 현실은 말한 것처럼 순조롭게 흐르지 않는다. 평화롭지도 않다. 가장 굵은 주사 바늘 열 개를 음경에 꽂는 것부터 지옥이다. 발기한 음경을 오른손으로 움켜잡았다고 생각해 보자. 엄지를 빼고 검지, 중지, 약지, 소지가 있는 자리 양옆으로 굵은 바늘을 평행하게 여덟 개를 찔러 넣는다. 남은 두 개를 귀두에서 음경 해면체 쪽으로 귀두를 통과해 찔러 넣는다. 열 개의 바늘을 꽂고 나면 바늘 바깥으로 거즈를 쌓아 장벽을 만든다. 그리고 음경 아래 위를 눌러 붉은 피가 나올 때까지 검은 피를 짜낸다. 평생 부엌칼에 손을 베인 정도의 출혈만 보면서 살아온 사람이라면 절대 상상할 수 없는 (온기와 피비린내를 흠뻑 느낄 수 있는) 양의 피가 흘러나온다. 이렇게 하면 일단의 음경의 크기는 작아진다. 얼른 바늘을 뽑아내고 작아진 음경에 혈관수축제를 주사한다. 그리고 다시 발기하지 못하도록 압박붕대로 감싸 마무리한다.

그의 혈액에서 지혈류성이라는 분식 결과가 나오자마자 즉각 응급조치를 시행했다. 그는 무척 고통스러워했다. 굵은 바늘에 찔릴 때, 소 젖 짜듯 피를 짤 때, 음경에서 전해지는 통증으로 몸부림쳤다. 그리고 자신이 흘린 피의 양을 보고 기절할 듯 경악했다. 모든 과정을 끝낸 후 붕대를 감자 그는 겨우 숨을 골랐다.

👤 이제 끝난 건가요?

아니요. 아직 확인 과정이 남아 있습니다.

확인 과정이라니요? 이제 고추가 작아졌잖아요!

음경을 이렇게 꽁꽁 동여매 두면 통증은 줄 수 있어도 산소 공급이 차단되는 건 마찬가지입니다. 붕대를 다시 풀어서 피가 흐르도록 해야 합니다. 그때 다시 발기하지 않기를 빌어야 하고요.

다시 발기할 수 있다는 뜻입니까?

물론입니다. 멀쩡한 사람이 트리믹스를 0.8cc나 맞았습니다. 다시 발기할 가능성이 큽니다. 다만 아까와 달리 물렁하게 발기한다면 피를 뽑지 않고 어느 정도 지켜볼 수 있습니다.

만약 딱딱하게 발기하면 어떻게 됩니까?

아까 그 과정을 다시 하게 됩니다.

말이 됩니까? 그렇게 피를 또 흘리면 사람이 살아 있을 수가 있습니까?

그게 문제입니다. 이번에 피를 짜내면서 혈색소 수치가 14.8에서 13.6으로 한번에 1.2이나 감소했습니다. 갑자기 벌떡 일어나시거나 하면 어지러울 수도 있는 정도의 출혈입니다. 한 번 피를 뺄 때마다 이만큼씩 떨어진다면 이 과정으로 음경을 보전하는 일도 한계가 있습니다.

그럼 피를 더 못 뽑게 되면 무슨 일이 벌어집니까?

수혈을 받으면 이런 과정을 몇 번 더 시도할 수는 있겠지만 그 과정에서 48시간을 넘기게 됩니다. 그때는 수술을 받아야 합니다. 음경의 동맥계와 정맥계를 이어 주는 수술입니다. 이 둘이 분리되어 발기가 일어나는 것이기에 공간적으로 이어 발기를 없애 주는 작업입니다. 그럼 발기는 가라앉을 것입니다. 하지만 다시는 발기가 되지 않습니다.

다시는 발기가 되지 않는 수술 따위를 도대체 왜 하는 건데요?!

음경 자체가 모두 썩어 없어지는 걸 막기 위해서입니다. 적어도 오줌 눌 때 잡을 건 있어야 하니까요. 48시간이란 그런 의미입니다.

나는 이런 말도 안 되는 일을 받아들이라고 설명하는 과정이 가장 싫다. 암 환자에게 "당신에게서 암이 발견되었습니다"라고 말하는 것보다 더욱 힘들다. 암은 그것이 발생할 만한 환경이나 습관이 오랜 시간 선행된 경우가 많다. 납득할 만한 단서가 있다 보니 힘들긴 해도 어느 정도 이해할 여지가 존재한다. 하지만 이런 건 너무 가혹하다. 심하게 급작스럽다. 동기가 불순하긴 해도 멋모르고 친구가 놓아 준 주사 한 번에 이런 결과까지 이어지는 것은 '가혹하다'는 말 외에는 달리 해 줄 것이 없다. 어느 날 고추에 탈이 나 응급실에 갔는데 "음경이 사라지거나 발기가 영영 되지 않거나 둘 중 하나입니다"라는 말을 듣는다고 생각해 보라. 과연 받아들이기 쉬운 말일지.

음경에 혈관수축제가 충분히 퍼지길 기다린 후에 붕대를 풀었다. 이런저런 고초를 겪어 여기저기 멍이 든 그의 음경은 썩은 굼벵이처럼 한쪽으로 굽어 쭈그러져 있었다. 하지만 30초가 지나자 방금 전원을 넣은 식당 에어벌룬처럼 천천히 다시 커지기 시작했다. 처음에는 어느 정도 말랑한 감이 있는 발기를 유지하더니, 태세를 바꾸어 다음 단계에 돌입했다. 저혈류성 발기지속증이 다시 발생한 것이다. 음경에 일시적으로 새 피가 들어왔다는 것 말고는 나아진 점은 하나도 없었다. 그는 이후로도 두 차례 더 피를 뽑는 처치를 받았고 매번 고통스러워 했다. 그런데도 그의 음경은 가라앉지 않았다. 기세가 조금도 줄지 않았다. 결국, 그는 수술대에 올라야 했다. 발기의 보전을 무시하고 음경을 살리는 것이 급선무인 시간에 도달해 버렸기 때문이다. 동의서를 작성하기 위해 놀란 걸음으로 달려온 여자 친구와 가족들은 자초지종을 듣고 사인을 하고는 다시는 나타나지 않았다. 결국 그는 발기에서 해방되었지만 다시는 발기할 수 없게 되었다. 일정한 시일이 지나 그는 지금껏 내가 지켜본 모든 수술 환자 중 가장 슬픈 얼굴로 퇴원했다.

트리믹스는 위험한 약이다. 아주 위험한 약이다. 의사가 처방해야 하며, 그중에서도 비뇨기과 전문의가 처방해야 한다. 일부 남성의원은 원장이 비뇨기과 전문의가 아닌 경우가 종종 있다. 오랜 경험으로 실력을 갖춘 예도 없지 않지만, 비뇨의학을 피상적으로 알 뿐 부작용이 생기면 어떤 대처를 해야 할지 명확히 모르고 있는 경우도 적지 않다. 그런 의원 몇 곳에서 트리믹스가 저용량으로 무분별하게 처방된다는 이야기를 종종 듣는다. 먹는 약이 듣는 사람에게조차 더 좋은 약이 있다며 비싼 값에 트리믹스를 처방한다. 먹는 약 처방보다 주사제 처방의 수입이 더 많기 때문일 것이다. (심지어 비뇨기과 전문의가 그런 식으로 처방하는 것도 본 적 있다.) 실제로 내가 접한 경우는 처방된 용량이 무척 적은 편이라 큰 문제는 없어 보였지만, 언제나 예외는 존재하기에 트리믹스는 조심하는 것이 최선이다.

요즘은 트리믹스의 존재가 유튜브를 통해 전해지기도 한다. 어디서 무슨 영상을 본 것인지 가끔 뭔가에 홀린 듯 상기된 얼굴로 진료실로 뛰어들어와 무작정 트리믹스를 처방해 달라는 사람들이 있다. 그럴 때는 정말 곤란하다. 처방해 주지 않으면 엄청나게 항의한다. 설득하기 위해 많은 시간과 노력이 든다. 나는 필요 없는 사람에겐 절대 주사약을 주지 않기에, 긴 시간 설명하고도 진료비를 받지 못하는 경우가 많다. 진료실에서 화를 내고 나가서, 수납하려는 간호사에게 입에 담기 힘든 욕을 한다. 간혹 인터넷 게시판에 엄청난 욕설을 남겨 두고 가거나, 평점에 별 하나를 남겨 두고 사라지기도 한다. 솔직히 말하자면 나는 트리믹스를 병원 약품 목록에서 빼 버리고 싶다. 진심으로 그렇게 하고 싶다. 궁서체 빨간 글씨로 "우리 병원에는 트리믹스가 없습니다"라고 대문짝만한 현수막을 만들어 병원 입구에 걸고 싶다. 하지만 꼭 필요한 사람에게는 무척 소중한 약이기에 그럴 수도 없는 일이다.

나는 느슨한 기준으로 트리믹스를 처방하는 의사들이 싫다. 멀쩡한 몸으로 트리믹스를 원하는 사람도 싫다. 그 약은 꼭 써야 할 사람이 의사의 판단과 엄격한 지시 아래 써야 하는 약이다. 당신이 당뇨나 신경 손상 같은 심각한 질병이 없다면, 먹는 약이 듣는 수준의 발기부전을 겪고 있다면, 트리믹스에 대한 관심은 완벽하게 끄기 바란다. 심지어 발기부전이 없는 정상인이라면 트리믹스란 단어조차 잊어버리길 요구한다. 의사가 이런 말 쓰기 망설여지지만… 잘못하면 '좆' 되는 수가 있다.

발기에 대해 알아봅시다

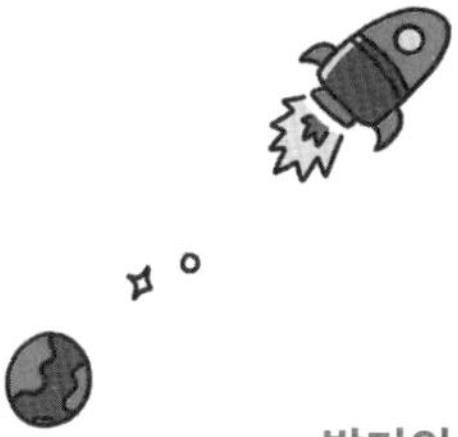

발기의 원리

작고 말랑말랑한 음경이 성적 자극을 받아 크고 단단해지는 현상을 발기라고 부른다. 평소의 두세 배까지 부피 변화가 발생하며 뼈에 비할 만큼 단단해진다. 이런 물리적인 변화의 핵심은 음경 동맥 모양에 있다. 성적 자극이 없을 때의 음경 동맥은 혈관 벽을 구성하는 민무늬근의 도움을 받아 나선형으로 수축해 있다. 이 상태의 혈관은 꼬불꼬불하고 직경이 좁기 때문에 소량의 혈액만 음경 속을 흐르게 된다. 이 혈액은 음경을 유지하는 다양한 세포들을 위해서만 사용된다.

성적인 자극이 가해지면 상황이 달라진다. 음경에 있는 신

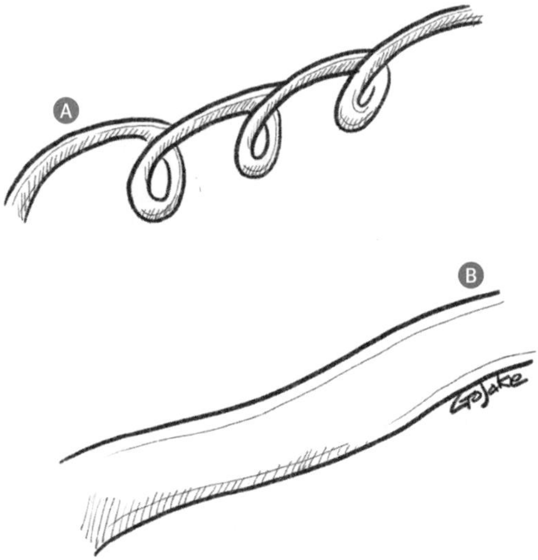

[그림 8] 음경 동맥의 변화 모습

- Ⓐ : 성적 자극이 없는 상태의 음경 동맥. 좁고 구불구불해서 혈액이 쉽게 통과하기 어렵다.
- Ⓑ : 성적인 자극을 받으면, 수축해 있던 음경 동맥 속 민무늬근이 이완되면서 음경 동맥이 곧고 넓게 확장된다.

경 말단이 대뇌로부터 신호를 받아 신경전달물질을 분비하는 것으로 변화가 시작된다. 분비된 신경전달물질은 음경의 혈관벽을 이루는 세포로 전해져 산화질소를 분비하게 하고, 이는 음경 동맥의 혈관 속 민무늬근을 이완시킨다. 그러면 좁고 나선형이던 혈관 모양이 넓고 곧은 상태로 바뀌게 된다(그림 8 참고). 혈액의 흐름은 급속히 증가하고 음경의 유지를 넘어 해면체를 팽창시킬 수 있을 만큼의 혈액이 음경으로 모이기 시작한다.

음경 동맥의 변화가 발기했을 때와 그렇지 않을 때를 가르는 결정 요소구나!

그렇지. 혈관의 곧음과 꼬임, 넓어짐과 좁아짐. 이런 두 가지 변화를 통해 혈관의 저항을 조절하고 그에 따라 혈액의 흐름이 달라지지.

혈관의 그런 변화는 라면과 우동 면발에 비교할 수 있겠다.

모양만 보면 아주 비슷해. 거기에 흐름이라는 개념을 넣어서 국도와 고속도로의 차이에 비교하기도 해. 좁고 신호가 있고 이리저리 꺾이는 국도. 곧고 신호등도 없고 널찍한 고속도로. 국도는 많은 차가 한꺼번에 지나가기 어렵지만, 고속도로는 많은 차가 빠른 속도로 지나갈 수 있어. 음경의 혈관은 필요한 상황에 따라 모양을 바꿔 가면서 혈류를 자유롭게 조절하는 거야.

평소보다 혈액이 많이 들어와서 음경이 커지는 건 알겠어. 그런데 그렇게 딱딱해지는 건 뭐야? 풍선에 바람을 불어 넣으면 크기는 커지지만 딱딱해

지지는 않잖아. 음경을 딱딱하게 만드는 과정은 따로 있을 것 같은데?

맞아. 음경의 크기는 혈액의 흐름만 조절해도 변화시킬 수 있지. 하지만 단단하기는 달라. 그걸 강직도라고 불러. 음경의 강직도가 만들어지려면 한 가지 작용이 더 필요해. 그 비밀은 바로 동맥과 정맥 위치에 있어.

음경 동맥은 해면체의 가운데에 있고 음경 정맥은 바깥에 있다(그림 9 참고). 성적인 자극으로 동맥이 확장되면 높은 압력으로 피가 흘러 들어오고 해면체가 팽창한다. 이는 해면체 바깥쪽에 있는 정맥의 압박으로 이어진다. 그럼 동맥은 열리고 정맥은 닫힌 상태가 된다. 들어오는 길은 열리고 나가는 길은 닫힌 상태. 이 같은 상태가 준비되면 심장이 쏘아 보내는 혈액은 음경 해면체 속에 높은 압력으로 고일 수밖에 없다.

음경이 정해진 크기 안에서 강직도를 갖추려면 해면체 외벽의 강도가 높아야 한다. 내압이 높아지는데 해면체의 벽을 이루는 백막이 약하거나 부드러우면 찢어지거나 필요 이상으로 부풀어 버린다. 여성 생식기는 고유의 크기가 정해져 있기에 남성의 성기가 이보다 크게 부풀어 버리면 성관계가 불가능하다. 그래서 음경 해면체의 백막은 높은 압력에도 견딜 수 있어야 하고, 정해진 크기까지만 확장돼야 한다. 게다가 혈액이 빠져나가면 원래 크기로 돌아와야 한다. 바람 빠진 풍선처럼 흐물거리면 곤란하다. 그래서 백막은 탄성을 가진 질긴 소재로 만들어져 있다.

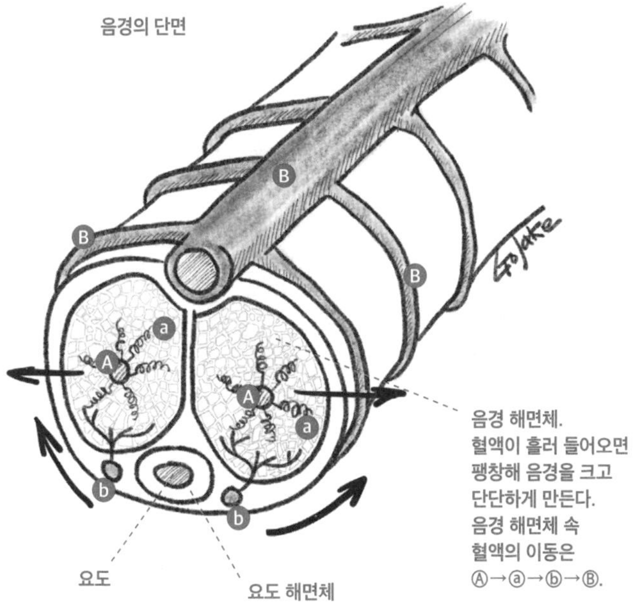

[그림 9] 음경의 정맥을 강조해서 그린 발기의 원리

- Ⓐ : 음경 해면체 한가운데 위치한 음경 동맥.
- ⓐ : 음경 동맥으로 들어온 혈액을 해면체로 전달하는 가느다란 동맥.
- ⓑ : 음경 해면체에서 흘러나오는 혈액을 모아 굵은 음경 정맥으로 전달하는 가느다란 혈관.
- Ⓑ : 음경 해면체 바깥에 위치한 음경 정맥. 음경 해면체가 팽창하면 압박되어 혈액의 흐름을 차단한다.

정해진 선까지만 커지고, 강한 압력을 견딜 수 있으며, 혈액이 빠져나가면 원래의 말랑한 크기로 쉽게 돌아오도록 말이다.

긴장하거나 스트레스를 많이 받으면 발기가 안 된다는 경우가 있잖아. 그건 왜 그런 거야?

아까 내가 좁고 꼬여 있는 음경 동맥을 풀어 주는 것이 신경 말단에서 분비된 산화질소 때문이라고 했지?

맞아. 산화질소가 동맥 속 민무늬근을 이완시켜 혈관을 넓게 하고 꼬인 모양을 바르게 만든다고 했어.

산화질소를 분비하는 그 신경이 바로 자율신경이야. 그중에서도 부교감신경이지. 그 신경의 작동이 있어야만 발기가 시작되는 거야.

발기와 자율신경

발기를 위한 혈관의 변화는 자율신경의 흥분, 그중에서도 부교감신경의 흥분에서 시작된다. 자율신경이란 우리 몸의 여러 근육 중 우리 마음대로 조종하지 못하는 '불수의근'을 지배하는 신경이다. 심장을 뛰게 하는 근육, 위와 장을 움직이는 근육은 대표적인 불수의근이다. 혈관의 수축과 이완을 조절하는 근육도 불수의근이다. 음경을 노려보며 "발기해라~ 얍!"이라고 아무리 외쳐 봐야 묵묵부답인 이유는 발기를 위한 혈관의 변화가 우리 의지가 아닌 자율신경의 지배를 받기 때문이다.

우리 몸의 모든 부분은 신경의 지배를 통해 조절된다. 하지만 사람의 인식능력에는 한계가 있어서 모든 부분을 일일이 조절할 수 없다. 그래서 대부분의 신경 조절은 자동으로 이루어진다. 그 임무를 맡은 것이 자율신경이다. 우리의 판단이 필요하지 않은 모든 조절은 자율신경의 조절을 받는다. 그런데 우리를 둘러싼 환경은 늘 변하기에 단 하나의 방식으로만 자율신경을 운영할 경우 문제가 생길 수 있다. 도로의 기울기에 따라 자동차 기어 단수를 바꾸어 주듯이, 상황에 따른 자율신경의 모드 변환이 필요한 것이다. 그래서 우리 몸은 자율신경을 교감신경과 부교감신경으로 나뉘어 운영한다. 밝기에 따라 형광등 전원을 껐다 켰다 하는 것처럼 주변 상황에 맞춰 필요한 신경체계를 골라 쓴다. 이기에 대한 이해를 갖추면 발기의 원리를 좀 더 깊이 있게 이해할 수 있다.

자율신경 중 교감신경은 위기에 대처하기 위한 신경이다. 위기를 느끼면 긴장도를 올려 급박한 상황을 빠르게 파악하며, 운동 기능을 빠르게 향상시키기 위해 준비된 체계다. 그래서 교감신경이 활성화되면 심박과 혈압이 상승한다. 장기와 성기의 혈관은 수축시키고 뇌와 근육으로 가는 혈관을 확장시켜 상황 판단과 운동을 위한 기관에 더 많은 혈액이 몰리게 한다. 이로써 빠른 판단력과 강력한 운동 에너지를 발휘할 수 있게 된다.

이와 반대로 부교감신경은 소화와 휴식, 그리고 성관계를 위한 신경체계다. 근육의 휴식, 소화와 배설, 수면과 발기. 이런 것들을 위한 것이 부교감신경이다. 이 체계가 활성화되면 머리와 근육으로 가는 혈관이 수축되고, 장기와 성기로 가는 혈관이 확장된다. 머리로 가는 산소가 모자라니 졸음이 찾아오고, 정신작용을 줄여 숙면에 들 수 있는 조건을 만든다. 혈액이 풍성히 공급된 소화기관들이 원활히 움직여 양분을 흡수하고 남은 찌꺼기를 항문 쪽으로 이동시킨다. 이 상태에서 성적인 자극이 주어지면 신경 말단은 산화질소를 분비해 '발기'를 일으킨다.

핏대를 세워 언쟁하거나 화가 난 남성은 발기하지 않는다. 발기했더라도 화가 나면 가라앉는다. 경기에 임한 권투 선수나 공연 중에 팽팽히 긴장한 발레리노가 바지 불룩하게 발기하지 않는 것은 바로 그런 이유다. 그들의 긴장이 부교감신경을 끄고 교감신경을 활성화했기 때문이다. 스트레스란 위기 상황에 대한 일종의 정신 반응이다. 스트레스가 쌓인다는 것은 그 사람을 둘러싼 위기의식이 강하다는 뜻이다. 스트레스가 쌓이면 자율신경은 당연히 교감신경에 쏠리게 되고 '발기'라는 작용이 일어나기 힘든 상태가 된다. 성 상대자가 강력한 무언가를 기대하는 암시를 준다거나, 임신이라는 목표 때문에 의무적으로 성관계를 해야 할 때도 비슷한 일이 벌어진다. 쾌락이 아닌 목적이 걸린 성관계는 긴장과 스트레스를 불러온다. 이는 당연히 교감신경을 항진시키고 발기부전을 불러온다. 발기해야 한다는 긴장감이 오히려 발기를 가로막는 것이다.

교감신경과 부교감신경의 관계를 알고 나니, 스트레스에 의한 발기부전을 어느 정도 이해할 수 있을 것 같아.

그래. 발기부전은 혈관 문제나 호르몬 부족에 의해서도 나타나지만, 심리적 긴장에 의해서도 많이 나타나. 심인성 발기부전이라 하지. 이것을 이해하는 기본이 바로 자율신경에 대한 이해야.

성관계를 멋지게 치러 내고 싶다는 욕망이 오히려 악영향을 미치겠네?

맞아. 질문 하나 하자. 성관계를 바로 앞둔 남자 머릿속에는 어떤 생각이 있어야 할까? 여자 친구가 씻으러 들어가고 침대에 걸터앉아 기다리는 그 순간 말이야.

글쎄? 만족시켜 줘야 한다. 멋지게 한번 해 줘야겠다. 내 정력을 보여 주겠다. 뭐, 그런 생각?

많은 남자가 그런 생각을 하지. 그런데 바라는 바와 달리 성적 퍼포먼스에 대한 남자들의 열망은 마음의 부담만 증가시켜서 오히려 심인성 발기부전을 일으키기 쉬워. 바라는 바와 얻는 결과가 반대인 거지. 난 남자들이 그런 것보다 더 간결하고 원초적인 생각을 해야 한다고 생각해.

예를 들면 어떤 생각?

오, 예!

오, 예?

그래. 오, 예. '오, 예~~~~~! 오늘도 한 번 한다!'

하하하하! '오, 예'라고?

그래. 난 그게 마법의 주문이라 생각해. 성관계를 앞두고 그저 신난 거야. 다른 요소가 끼어들 게 없어. '잘해야 한다'도 없고, '오래 해야 한다'도 없어. 원초적인 마법의 주문. 성관계를 앞두고 마냥 신난 천진난만한 상태. 그런 상태에선 발기가 자연스럽게 찾아오지. 내가 시간을 들여 마법의 주문을 설명해 준 사람들은 대부분 다시 병원을 찾지 않아. 내 착각인지는 몰라도 나는 그 사람들이 상태가 좋아져서 오지 않는 거라고 생각해.

이야~! 정말 오늘 큰 거 배웠다. 오, 예! 고제익 선생님, 정말 감사합니다!

하하! 그렇다고 여자 친구 앞에서 "오, 예!"라고 소리치진 마. 이상한 사람 취급받을지 몰라.

그럼 발기에 영향을 주는 다른 요소들은 어떤 게 있어? 자율신경 이외의 다른 요소들 말이야.

발기와 남성호르몬의 관계

발기에 영향을 미치는 중요한 요소로 남성호르몬을 꼽을 수 있다. 일반적인 남성호르몬의 정상치는 대략 3~8(ng/ml) 사이다. 남성호르몬은 사춘기에 급증하기 시작해 30세에 정점을 찍고 이후 해마다 0.1 정도씩 감소한다. 이런 이유로 남성이 60세에 이르면 30대 시절보다 남성호르몬이 3 정도 감소한 상태가 된다. 그러면 정상치에서 벗어나 발기력 감소, 성욕 감퇴, 기력 저하 등을 겪기 시작한다.

노화에 따른 감소 외에도 남성호르몬은 다양한 원인으로 부족해질 수 있다. 일의 특성상 앉는 자세를 오래 유지하거나 운동량이 적으면 골반의 혈액순환과 고환 기능이 떨어지면서 젊은 나이라도 남성호르몬이 감소한다. 운동량 부족은 근육량 감소로도 이어지는데 이는 다른 방식으로 남성호르몬을 감소시킨다. 근육에는 부신에서 분비한 DHEA를 남성호르몬으로 전환하는 효소들이 있다. 고환이 아닌 근육에서도 남성호르몬을 합성할 수 있는 것이다. (이런 이유로 근육을 제2의 고환이라 부르기도 한다.)

운동 부족에 의한 비만도 남성호르몬 감소를 부른다. 지방세포에는 남성호르몬을 여성호르몬으로 바꾸는 효소가 있다. 지방세포가 늘어나면 남성호르몬은 감소하고 여성호르몬이 증가한다. 근육이 빠지고 발기력이 감소하고 가슴이 커진다. 나이에 의한 호르몬 감소는 어쩔 수 없지만 혈액순환 부족이나 운동 부족, 비만으로 인한 감소는 노력으로 막을 수 있다.

발기부전과 예방법

당뇨, 고혈압, 고지혈증 등의 만성질환이 있어도 발기력은 감소한다. 당뇨는 혈관 내피세포를 파괴해 발기 유발 물질인 산화질소 생성을 방해한다. 혈관 자체를 부식시켜 못쓰게 하기도 한다. 고혈압은 말단부 동맥을 파괴하는 합병증을 일으키는데, 음경 동맥이 바로 그 말단부 동맥이다. 고지혈증은 혈관을 좁게 만들거나 아예 막아 버린다. 게다가 혈관 내면에 덕지덕지 붙은 콜레스테롤 찌꺼기가 산화질소 분비를 방해한다. 발기는 혈액의 흐름을 조절해 일어나는 작용이다. 당뇨와 고혈압, 고지혈증의 혈관 파괴는 당연히 발기부전으로 이어진다. 그러므로 40세 이후부터는 정기검진을 통해 이런 질병의 발생을 감시하고 능동적으로 대처하려는 노력이 필요하다.

흡연은 혈관을 수축시키는 작용이 있다. 발기는 혈관의 이완을 통해 일어난다. 흡연을 오래 해 온 사람이 발기력이 감소하는 것은 당연한 일인 것이다. 담배를 피우면서 발기가 잘되기를 바라는 건, 돈을 마구 쓰면서 통장에 잔고가 쌓이길 바라는 것과 비슷하다. 흡연의 이런 해악을 설명하면 이미 수십 년 피운 담배를 끊어 봐야 뭐가 달라지겠냐는 사람도 있다. 하지만 흡연에 의한 혈관 수축은 담배를 피우는 그 순간에 발생하는 것이기에 금연 후 충분한 운동을 하면 상당 부분 회복할 수 있다. 발기에 문제가 생긴 흡연자라면 모든 걸 제치고 담배부터 끊어야 한다.

앞서 스트레스가 교감신경을 활성화시켜 발기에 악영향을 준다는 사실을 설명했다. 그런데 스트레스는 다른 방향으로도 발기력을 감소시킨다. 장기적인 스트레스는 혈중 코티솔의 농도를 증가시킨다. 코티솔은 스트레스 상황에 우리 몸이 견딜 수 있게 만들어 주는 호르몬이다. 그런데 우리 몸은 코티솔이 증가하면 남성호르몬 분비가 줄어든다. 코티솔과 남성호르몬은 대립되는 호르몬으로 상호 억제 작용이 있기 때문이다. 이는 당연히 발기력 감소로 이어진다. 그러므로 스트레스의 적절한 해소는 자율신경의 작동을 원활하게 할 뿐 아니라 남성호르몬을 방해하는 요소들을 제거하여 발기력에 긍정적인 영향을 미친다.

발기부전을 일으키는 요소들이 상당히 많구나! 하지만 모든 사람이 발기에 신경을 쓸 필요는 없겠지? 대략 몇 살이 되면 발기부전을 걱정해야 해?

스트레스나 마음의 영향을 빼고 나이로만 생각하면 대략 60대라 생각하면 돼. 혈관이 노화되고 남성호르몬 감소가 보편화되는 시점이 대략 그때거든.

당뇨가 있거나 담배를 피우면 더 빨리 증상이 찾아오겠네?

그렇지. 기준점을 60대 후반으로 보고, 거기서 십 년씩 앞당기면 돼. 당뇨가 있으면 십 년, 담배를 피우면 십 년 더, 고혈압과 고지혈증이 있으면 또 십 년. 이런 기준으로 고혈압, 당뇨, 고지혈증이 모두 있는 사람이 담배까지 피우면 30대 후반에 발기부전이 생긴다는 계산이 나오는데, 지금까지의 환자들을 보면 크게 틀리지 않아. 여기에 과도한 업무 스트레스, 수면 부족, 성관계에 대한 강박까지 보태지면 나이를 가리지 않고 발기부전이 찾아오지.

발기부전은 노년기 초기에 시작되는 것이 일반적이지만, 흡연과 만성질환의 영향이 있으면 더 빨리 찾아온다고 생각하면 맞겠구나?

그래. 발기부전이 생겼다면 담배부터 멀리해야 해. 그것이 기본 중의 기본이야. 여기엔 타협이 없어. 무조건 끊어야 해. 대표적인 성인병인 고혈압, 당뇨, 고지혈증, 비만, 모두 발기력에 악영향을 미쳐. 비만은 자신감 감소를 넘어 남성호르몬까지 감소시키지. 그러니 담배를 끊고, 체중을 적절히 유지하고, 규칙적인 운동을 해야 해.

담배 끊고 살 빼고 운동해라! 그런 말은 누구나 한다고!

효과가 있으니까, 누구나 그런 소릴 하는 거야!

알겠어. 그럼 추천할 만한 운동은 없어? 발기력이 좋아지는 운동 같은 것 말이야.

나는 달리기를 추천해. 일주일에 3일 정도, 한 번에 40분 정도를 달려야 해. 무릎이 아픈 사람은 수영을 하면 돼. 걷는 건 어떠냐 묻는 사람도 많은데, 그건 발기부전에 효과적인 운동으로 보긴 어려워. 최대 심박수와 폐활량의 70퍼센트에 도달할 수 있는 운동이라야 해. 숨이 차고 심장이 쿵쾅거리게 만드는 활동이라야 효과가 있는 거지. 규칙적일 수만 있다면 등산도 좋아. 큰 근육을 기르면 남성호르몬이 증가하니, 허벅지 근육을 잘 길러 주는 스쿼트도 꾸준히 하면 좋지.

나는 달리기를 해 봐야겠어. 요즘은 운동하는 동호회도 많더라고. 저녁 달리기 모임 같은 곳을 찾아서 뛰어 봐야겠다.

좋은 생각이야. 달리기는 생각보다 부상이 많이 발생하는 운동이야. 무리하게 달리면 다리나 인대에 통증이 생겨. 동호회에 가입해서 다치지 않는 법도 배우고 동기 부여도 된다면 금상첨화겠지.

제발 바셀린만은!

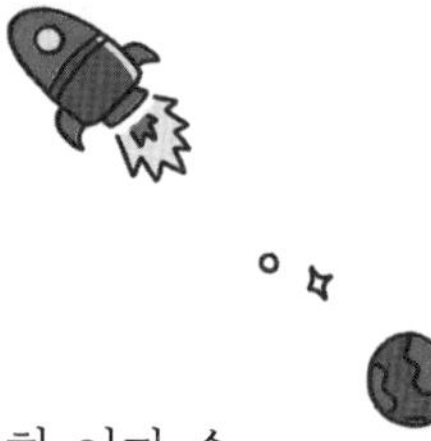

어림잡아 콜라 캔만 했다. 발기하지 않았음에도 웬만한 여자 손목보다 굵었다. 지금까지 보아 온 모든 환자를 통틀어 가장 거대했다. 음경 전체가 퉁퉁 부어올랐으며 곳곳에 궤양이 보였고 심한 악취와 고름이 흘렀다. 그는 15년 전에 '야매'로 바셀린 음경 확대 시술을 받았다. 그동안 별 탈 없이 잘 지내 오던 그는 석 달 전 음경 몸통에 작은 궤양을 발견했다. 작은 상처 따위 대수롭지 않게 생각한 그는 그 흔한 항생제 연고 한번 발라 주지 않고 살던 대로 살았다. 많은 술을 마시고, 씻지 않은 손으로 소변을 보고, 적지 않은 성관계를 가졌다. 그러자 작은 궤양은 슬금슬금 부어오르기 시작했다. 그리고 일주일 전, 심하게 술을 마신 다음 날, 궤양이 있던 부위가 심각하게 부어오르고 상처에서 고름이 줄줄 흘러내리는 지경에 이르자 그는 급히 응급실을 찾았고, 나는 그의 상태를 확인한 후 즉각 입원시켰다.

'염증이 번졌다'는 점잖은 표현으로는 사태를 설명하기 부족했다. 거칠게 말해 그냥 썩어 문드러져 있었다. 회진에서 환자의 상태를 확인한 담당 교수는 바셀린종 제거와 피부이식수술을 바로 진행하기엔 세균 감염이 심각하니, 우선 항생제 치료와 공격적인 소독으로 감염부터 잡으라고 지시했다. 의국장에 의해 갖가지 항생제가 결정되었고, 일 년 차인 나는 그의 소독을 전담하게 되었다. 상태가 심각한 데다 환자는 한눈에 봐도 상당히 거친 사람이었다. 만만치 않은 날들이 이어질 것을 예감한 나는 한숨을 쉬었다.

바셀린이나 파라핀 같은 광유는 피부 아래에 주사할 경우 인체의 지방세포와 반응해 지방성 육종이라는 단단한 조직을 만들어 낸다. 국내에서는 유독 바셀린을 많이 주사하기에, 비뇨기과학회에서는 바셀린을 이용해 만들어 낸 인체 속 덩어리라는 의미로 '바셀린종'이란 명칭을 붙여 주었다. 사실 히알루론산이라는 안전한 의료용 물질이 발명되기 전에는 세계 여러 국가에서 특정한 신체 부위를 확대하는 데 바셀린을 많이 사용했다. 게다가 바셀린종이 우리 몸에 암을 일으킬 가능성이 적다는 연구 결과가 발표되면서 바셀린을 이용한 음경 확대는 더욱 확산되었다.

문제는 이 시술의 부작용이 심각하다는 것. 많은 양의 바셀린을 주사할 경우 긴 시간이 지나면 대부분 감염과 괴사 같은 합병증이 발생한다. 바셀린종 내부는 혈액순환이 정상적이지 않기에 결국은 죽은 조직이 발생하기 때문이다. "1막에서 총을 등장시켰다면 3막에서는 반드시 쏘아야 한다"는 체호프의 법칙처럼, "광범위하게 주사한 바셀린은 반드시 썩게 되어 있다"는 것이 비뇨기과 전문의의 일반적인 견해다. 합병증은 대개 작은 궤양으로 시작한다. 그리고 그곳을 기점으로 세균이 침투한다. 만약 환자에게 당뇨와 같은 만성질환이 있으면 부작용 발생확률은 더욱 높아진다. 초기 상태를 방치해 바셀린종 전체가 감염되면 음경 피부가 모두 녹아내린다. 여기서 더 진행되면 해면체로 파고들어 다시는 발기할 수 없는 상태가 되거나, 전립선 또는 정낭과 같은 심부 장기로 전염되어 생명이 위태로워지기도 한다.

싸고 편하게 음경을 확대할 수 있다고 해도 이렇듯 위험한 부작용이 나타나는데 왜 바셀린을 주사하는 것일까? 그것은 효과는 즉각적이면서 부작용은 한참 뒤에 나타나는 바셀린의 특성 때문이다. 바셀린의 확대 효과는 확실하다. 주사 후 한 달 안에 자리를 잡고 더 커지거나 줄어들지 않는다. 게다가 마치 내 살처럼 행동하고, 심지어 저렴하다. 시술받은 사람들은 이 과정에서 주변 지인에게 이 멋진 음경 확대법을 자랑한다. 여러모로 장점뿐인 듯한 이 음경 확대법은 확실하게 주변으로 번져 나간다. 부작용은 십 년쯤 지나서야 발생하기 시작한다. 그제야 궤양이 생기고 감염되어 조직이 썩기 시작한다. 하지만 부작용이 알려지는 법은 거의 없다. 자랑거리가 아니라 욕먹을 거리이기 때문이다. 효과는 빠르게 알려지고, 십 년이 지나야 탈이 나고, 부작용은 감추어지며, 바셀린은 어디서나 있고, '야매'는 사람들의 돈을 사랑한다. 바셀린이란 물질이 여러 나라 많은 남성의 음경에 소리 소문 없이 자리 잡았던 것은 어찌 보면 이상한 일도 아니다.

나는 아직도 그 남자만큼 많은 바셀린을 광범위하게 주사한 경우를 본 적이 없다. 보통 바셀린종이라면 귀두 뒤편에 실리콘 링 모양으로 반지 끼우듯 동그랗게 주사하는 경우가 대부분이다. 그런데 그의 음경은 귀두 바로 뒤에서 음모 아래까지 빈틈한 곳 없을 정도로 빼곡하게 바셀린이 주입돼 있었다. 귀두를 보아하니 그는 원래 음경이 큰 사람이었다. 그런 음경에 빈자리 하나 없이 바셀린을 맞았으니 음경의 크기는 정상에서 한참 벗어나 있었다. 그런데 그만큼 큰 음경이 곳곳이 헐고 시뻘겋게 부어 고름을 철철 흘리고 있었다. 비뇨기과 전공의로서도 처음 맞이하는 처참한 광경이었다.

이럴 때 소독은 일반적인 소독과 다르다. 고름을 닦아 내고 소독약을 발라 주는 것으로 끝나지 않는다. 고름이 한곳에 고이는 종기라면 막힌 곳을 갈라 모인 것을 짜내고 원흉이 되는 피지

덩어리를 제거하면 치료가 끝이 난다. 하지만 감염된 바셀린종은 다르다. 고름이 모여 있는 것이 아니라 조직에 배어 있다. 게다가 그 조직은 바셀린이다. 모두 긁어내야 한다. 이럴 때 큐렛을 사용한다. 모양은 작은 찻숟가락을 연상하면 된다. 다만 숟가락과 다른 점은 동그란 가장자리가 칼처럼 날이 세워져 있다는 것. 숟가락으로 무 껍질을 벗기듯이, 인체의 감염된 조직을 긁어내려 만든 도구다. 소독 현장에 지옥의 찻숟가락, 큐렛이 출현하면 대부분의 경우 큰 비명과 많은 출혈이 뒤따른다.

그는 소독할 때마다 엄청난 고통으로 소리를 질렀다. 마취 스프레이를 뿌려 충분한 시간을 기다렸음에도 진통 효과는 거의 없어 보였다. 내가 큐렛을 꺼내 무 깎듯 음경을 서걱서걱 긁어댈 때면 그는 새빨갛게 변해 듣기 어려울 만큼 큰 소리로 욕설을 내뱉었다. 두 손으로 침대 머리를 움켜쥐고 이리저리 머리를 흔들어 가며 소리를 질렀다. 이렇게 혈압이 오르다 뇌출혈이라도 생기는 건 아닐까 걱정이 드는 날도 있었다. 그런 상황에서 내가 할 수 있는 일은 침착함을 유지하는 것뿐이었다. 거대한 통증 앞에서 그가 내뱉을 수 있는 언어가 그런 말뿐이라는 생각으로 내 감정적 동요를 잠재웠다. '단호하고 효과적으로 긁어내고 조금이라도 서둘러 마친다.' 그를 소독하는 내 머릿속의 생각은 오직 그것뿐이었다.

다행히도 한 주가 지나자 그는 꽤 많이 회복되었다. 일주일간의 강행군으로 감염된 조직은 대부분 사라지고 발간빛을 띠는 건강한 조직만 남았다. 소독은 하루 한 번으로 줄었으며 감염이 제압되자 마취 스프레이는 제 기능을 발휘했다. 어느 순간 소독은 통증 없이 이어졌다. 우리는 긴 소독 시간 동안 두런두런 이야기를 나누기도 했다. 3일이 더 지나자 수술 날짜가 정해졌고, 이를 알려 주려는 차에 그가 말을 걸어왔다.

이렇게 다 긁어내고 나면 어떻게 되는데?

(그는 늘 동의 없이 반말을 사용했다.)

수술받아야죠. 여기 아래 남아 있는 바셀린을 다 걷어 내는 겁니다.

아까운 걸 왜 걷어 내?

아깝기는요. 이거 나중에 다 썩어요. 100퍼센트 제거야 어렵겠지만 최대한 없애는 게 바셀린 치료의 원칙이라고요.

그럼 날이간 고추 피부는?

음낭에서 가져오지요. 다행히 환자분은 음낭 피부가 넉넉해서 음경을 감싸 주기에 충분할 것 같네요. 그럼 허벅지 같은 곳에서 피부를 떼어 와 이식하지 않아도 되고, 그러면 수술 결과도 좋을 겁니다.

내 불알엔 털이 많은데. 거기서 피부를 땡겨 오면 고추에 털이 막 자라지 않나?

레이저로 제모를 받으면 되죠.

아, 그렇구나. 요즘 기술 참 좋다.

혹시 괜찮으시면 제가 질문 하나 해도 돼요?

듣고 있어.

이만큼 크면 성관계가 가능합니까?

긴 이야기의 시작점을 고민하는 듯 잠시 생각하더니, 그는 자신의 이야기를 슬슬 풀어놓았다. 바셀린 주사를 맞은 그의 음경이 처음부터 손목 굵기였던 것은 아니었다. 시술 첫날, 솜씨 좋은 야매는 나름 필요한 만큼의 바셀린만 음경에 주사했다. 하지만 그는 누가 봐도 깜짝 놀랄 만큼 큰 음경을 원했고, 주사 맞은 자신의 음경에 딱히 놀라지 않은 그는 야매에게 전화를 걸어 상당한 욕설을 퍼부었다. 생명의 위태로움을 느낀 야매는 다량의 바셀린을 들고 그의 집에 다시 찾아갔다. 그리고 놓을 수 있는 모든 곳에 바셀린을 주사했다. 그 결과 그의 음경은 누가 봐도 놀랄 경지에 도달했다. 발기할 때면 거기에서 30퍼센트가 더 커졌다. 목욕탕에 가면 모든 이들의 시선이 그의 음경에 쏠렸다. 바지를 입으면 언제나 그곳 한편이 불룩하게 튀어나와 있었다. 엄청난 음경을 가지게 된 그는 한동안 무척 기분이 좋았다. 하지만 문제가 발생했다. 부부 관계를 가지려는데 성기를 삽입할 수 없었던 것이다. 그의 아내는 눈물을 흘리며 힘들어 했다.

몇 번의 도전에도 삽입에 실패하자 그는 난감했다. 한번 주사한 바셀린은 자연적으로 사라지지 않는다. 요즘의 필러 주사처럼 녹이는 해독 주사도 없다. 그대로 살거나 수술로 제거하는 방법. 둘 뿐이었다. 수술로 바셀린을 제거하면 음경이 초라해질지 모른다는 걱정에 그는 결국 그대로 사는 쪽을 선택했다. 여성의 질은 아기도 낳을 수 있을 만큼 확장된다는 사실을 떠올리며 부부는 꾸준히 노력했다. 결국, 이런저런 윤활제를 사용해 가며 시도한 긴 노력 끝에 부부는 다섯 달 만에 성생활다운 무언가를 할 수 있게 되었다.

처음에 마누라가 울 때는 얼마나 미안했는지 몰라. 어린 나이에 만나 결혼했으니 받아 줬지, 다른 사람 같았으면 벌써 도망갔을 거야. 참고 노력해 준 게 얼마나 고마운지. 둘이 관계하는 데 정말 긴 시간이 걸렸어. 게다가 고추가 이렇게 커지니 불편한 게 또 있어. 바람피우는 게 안 되더라고. 젊을 때는 몰래 다른 사람도 만나고 그랬는데, 이게 이만해지니까 다들 놀라서 도망가 버려. 괜한 짓을 해서 얼마나 후회했는지 몰라. 내 여자는 울고, 처음 본 여자는 도망가고 말이야. 그러니 선생은 이런 거 절대 하지 마.

그렇게 되면 세상에 둘 뿐인 기분이겠어요. 근데 원해서 그렇게 된 게 아니라면 사실 좀 답답한 일 아닌가요?

그렇지. 답답하지. 그런데 나름 장점도 있어. 시간이 지나니까 좋아지더라고. 바람피우는 게 아주 불가능해지니까 오히려 마음이 편해져. 거짓말할 일이 없어져서 그럴 거야. 그럴 일이 무척 많은 주제에 막상 하면 마음이 안 좋았거든. 타고나질 못한 거지. 거기에 좋은 점이 또 있어. 내 여자도 절대 바람을 못 피워. 생각을 해 봐. 고추가 나만 한 남자가 어디 있겠냐 말이야. 어딜 가도 만족 못 할걸? 그러니까 한편으론 어느 정도 좋은 점도 있었어.

제가 보기엔 좋은 점은 아닌 거 같은데요? 그럼 그렇게 사이 좋은 아내분은 왜 병실에 오지 않아요? 줄곧 환자분만 혼자 계셨잖아요.

남자가 여자한테 보일 게 있고 안 보일 게 있어. 병 걸려서 고름 질질 흘리고 냄새나는 이런 모습을 어떻게 보이나? 그럴 거라면 차라리 씨발 어디 가서 뒈져 버리는 게 나아.

혹시 평소에 집에서도 화가 날 때마다 그렇게 욕을 하세요?

아니야. 밖에선 몰라도 집에 있는 여자한테 욕을 하면 쓰나. 그런 짓은 절대 안 하지. 소독할 때 내가 욕했던 거로 지금 그러는 모양인데, 그건 선생이 너무 못되게 소독을 하니까 그런 거야. 그렇게 아프게 소독을 하면서 미안한 기색이 전혀 없어. 욕 좀 먹어도 돼. 나도 참을 만큼 참아서 그 정도 한 거야. 다행인 줄 알아.

한참을 웃었다. 일부러 그런 게 아니라고 말했다. 환자의 고통에 감정이 휘둘려 소독을 머뭇거리면 고통의 시간만 길어진다고. 단호하게 서둘러 진행하고 빨리 끝내는 것이 고통도, 상처의 오염도 줄이는 길이라고 말해 주었다. 그는 빙긋이 웃더니 그렇다면 이젠 욕을 하지 않겠다고 했다.

부인께선 이번 일을 뭐라고 하시던가요? 상당히 놀라셨을 텐데.

와이프는 상처 말고 다른 걸 걱정해. 처음엔 이 녀석이 곪고 썩는 게 걱정이었는데, 선생이 미친놈처럼 깎아 내고 나서 염증이 가라앉았다고 말해 주니 외려 불안해 하더라고. 내가 수술하면 다시 정상인 크기가 되잖아. 그럼 예전처럼 유흥업소 같은 데 놀러 다닐지도 모른다고 생각하나 봐. 그런데 자기 물건은 나처럼 바로 작아지는 게 아니니, 내가 부부생활에 흥미를 잃을까 걱정해. 젊을 때 망나니 기질을 보여줬으니 어찌 보면 걱정하는 것도 당연해. 하지만 나는 이제 충분히 나이가 들었고 놀 만큼 놀았어. 미련이란 게 없단 말이야. 오히려 내가 너무 작다고 와이프가 날 버리면 어쩌지? 난 그게 걱정인데 말이야.

수술 전날, 마취 동의서를 쓰기 위해 그의 부인이 나타났다.

부부는 남자만 봐선 도저히 연상할 수 없는 조합이었다. 부인은 온화한 표정에 성격이 차분한 사람이었다. 선한 느낌이 드는 웃음을 지었으며 넉넉한 마음의 저장고를 가진 것처럼 보였다. '이 정도 사람이라면 이런 남자도 철이 들 수 있겠구나' 싶은 사람이었다. 그녀가 어떤 이유로 이 남자에게 사랑을 느꼈는지는 알 수 없으나, 분명한 것은 그가 복 받은 사람이란 것이었다. 부부는 대부분의 시간을 같이 보냈으며 어딜 가든 손을 잡고 다녔다.

그는 바셀린종 제거술과 음낭 피판을 이용한 음경 피부 이식술을 받았다. 나는 일 년차라 수술실에 들어갈 수 없었고, 수술 상처를 소독할 때가 돼서야 그 결과를 볼 수 있었다. 상처를 덮은 거즈를 풀어 보니 그의 음경과 음낭은 새로 산 퀼트 이불처럼 규칙적이고 꼼꼼하게 재건되어 있었다. 그는 원래부터 음경이 큼직했기에 정상으로 돌아온 모습은 생각보다 초라하지 않았다. 수술을 받아 작아진 상태에서도 내 것보다 컸다. 그것을 알려 주자 그는 상당히 좋아하며 냉장고에서 바나나 우유를 하나 꺼내 주었다. (나는 그것을 마시고 설사를 했다.) 수술 후 일주일이 지나고 봉합한 실밥의 70퍼센트 정도를 제거했다. 일부 벌어진 곳이 생겨 몇 바늘을 추가로 봉합했다. 썩어 문드러진 음경을 들고 응급실로 달려 들어온 그는 한 달 만에 정상을 찾고 퇴원했다. 그리고 일주일 뒤 외래에 나타나 씨익 웃으며 집에서 직접 담근 굴김치 한 통을 내밀었다. 어느 항구 도시 뒷골목에서 수상한 노래방을 두세 곳 운영할 것처럼 보이는 욕쟁이 사나이는 남은 실밥을 모두 뽑고는 집으로 돌아가 다시는 비뇨기과에 모습을 보이지 않았다.

음경 확대를 꿈꾸는 남성들이 많다. 여성들은 풍만한 가슴을 원하고, 남성들은 듬직한 음경을 원한다. 그것은 이상한 일이 아니다. 고대 카마수트라에도 음경 확대의 기록이 있다고 하니, '남자란 짐승에겐 원래부터 그런 경향이 있구나' 하는 생각도 하게 된다. 문제는 시술 재료와 방법이다. 한국은 바셀린 같은 물질을 음경에 주입하기엔 너무 의료 선진국이다. 의학 기술도 무척 발달했으며 의료 수가도 저렴한 편이다. 필러와 실리콘, 대체 진피처럼 음경 확대를 위해 준비된 안전한 물질들이 많다. 음경 확대술이 꼭 필요한 수술은 아니지만 안 하고는 못 배기겠다면 부디 비뇨기과 의사에게, 정식으로 허가된 물질을 사용해 확대하기 바란다.

거듭 말하건대 제발, 바셀린반은….

☆ 참고

음경 확대에 가끔 사용되는 바셀린 이외의 비공식 물질을 몇 개 소개한다. 이걸 사용하라는 뜻은 절대 아니며, 필요 없는 일에 휘말리지 않도록 알아 두자는 의미에서다.

흔히 알려진 건 칫솔이다. 일부의 남성들은 칫솔 손잡이 부분의 플라스틱을 곱게 갈아 구슬을 만든다. 어떻게 갈아 댔기에 이렇게 투명하게 다듬었나 싶을 만큼 솜씨들이 좋다. 구슬이 만들어지면 면도날로 음경 피부를 절개해 이것을 직접 삽입한다. 개수가 늘어나면 도깨비방망이처럼 음경 이곳저곳에 동그란 돌기가 생긴다. 알아 둘 것은 보통의 여성들은 이런 도깨비방망이를 딱히 좋아하지 않는다는 점이다. 오히려 질색하는 사람도 많다. (아내나 여자 친구가 싫어해서 본인은 무척 만족함에도 구슬을 빼러 병원을 찾는 경우가 무척 많다.) 성적 매력은 감소하고, 이상한 사람이란 오해는 증가하며, 감염 확률만 높여 주는 불필요한 행위이다. 굳이 이 시술에 노력과 시간을 쏟지 않았으면 한다.

칫솔 대신 24K 순금 구슬을 열 개 넘게 삽입한 사람도 본 적이 있다. 재력과 취향이 잘못 만나면 이런 결과도 발생하는 것이다. 칫솔과 달리 황금은 무척 무거워 음경이 아래로 축 처지는 효과 하나는 확실하다. 게다가 칫솔과 달리 금전적으로 급한 일이 생기면 뜻밖에 유용하게 쓰일지도 모른다. 급히 돈 쓸 일이 생기면 "아! 잠시만요!" 하면서 과도를 들고 화장실로 달려가 피 묻은 손으로 금덩이를 들고 돌아오는 것이다. 하지만 그런 급한 경우가 아니라면 칫솔이나 금 구슬이나 쓸모없기는 매한가지다. 음경 피부에 금 구슬을 넣어 두어도 겉에서 보기엔 금인지 칫솔인지 전혀 구별되지 않는 데다, 보기 꺼림칙한 건 똑같기에 가급적 황금은 반지로 만들어 손가락에 지니길 권하고 싶다.

다음은 후시딘이다. 가끔 바셀린 주사 후 감염이 생기는 걸 보고, 그것을 대신해 항생제 연고를 주사하는 사람들이 있다. 타이틀이 '항생제'인 만큼 주사한 직후에 탈이 적고, 무려 십 년 후에도 곪지 않을 것이라는 게 그들의 이론이다. 하지만 그들의 바람이 무색하게 바셀린보다 더 곪은 경우도 본 적이 있다. 그저 창의적인 바보짓일 뿐이니 관심 가지지 않았으면 한다.

마지막으로 녹용과 영지버섯을 곱게 갈아 음경에 주사한 경우가 있었다. 음경도 확대하고 생약 성분의 영험함으로 정력도 좋게 만들 계산에서였다. 당연한 이야기지만 음경 전체가 감염되었다. 다행히 항생제 처치와 즉각적인 배농을 통해 음경 피부는 살릴 수 있었지만, 아쉽게도 귀한 영지와 녹용은 먹을 수 없게 되었다. 우리 민족에겐 건강과 정력에 좋다는 모든 것에 매달리는 독특한 집착이 있는 듯하다. 하지만 영지와 녹용을 갈아 음경에 주사하는 건 정말 상식 밖이었다. 그런 논리라면 장남 두피에 녹용과 영지 엑기스를 주사하면 어떨까? 서울대를 갈지도 모르는데 말이다. (그러지는 마세요.) 녹용과 영지는 음경에 양보하지 말고 부디 입에다 넣기를 권하고 싶다.

음경에 대해 알아봅시다

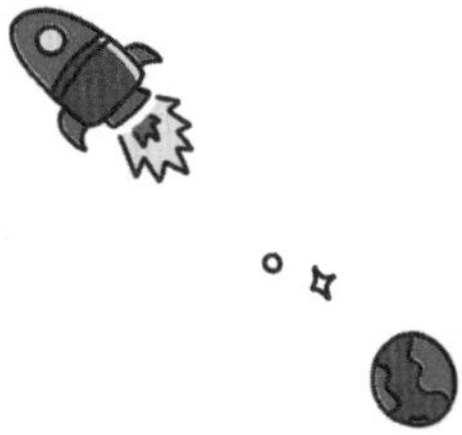

음경을 다치면 일어나는 일

음경의 기능은 발기잖아. 발기는 해면체가 하는 것이고. 그 분야는 '발기에 대해 알아봅시다'에서 모두 다루었는데 더 할 이야기가 있을까?

음경의 손상에 대해서 알아 두면 좋아. 또, 음경 크기에 관한 이야기도 흥미로운 주제이지.

음경 다치는 사람이 흔해? 난 음경을 다쳤다는 사람을 거의 보지 못했는데.

생각보다 많아. 단순히 요도가 자극되는 것에서 음경이 부러지는 경우까지, 정도도 다양해. 보통은 일상 속에서 음경을 다쳤다는 이야기를 듣기 어려운데, 이유는 그런 일이 생겨도 밖으로 잘 알리지 않기 때문이야. 말하기 부끄러운 일이니까. 하지만 생각보다 많이 발생해. 이에 대한 지식이 필요하지.

음경은 여러 겹의 피부 층들로 덮여 있으며, 음경의 위쪽 피부 아래에는 감각신경과 음경 정맥이 지나간다. 음경에는 세 개의 해면체 조직이 있다. 이 중 둘은 음경 해면체이며 하나는 요도 해면체다. 두 개의 음경 해면체가 나란히 닿아 있고, 두 해면체 아래 오목한 부분에 요도 해면체가 위치한다(그림 9 참고). 음경 해면체는 단단한 섬유조직으로 이루어진 '백막'이라는 껍질로 싸여 있다. 백막 안으로는 혈액을 머금을 수 있는 스펀지 같은 조직이 들어차 있고, 그 중심에 있는 동맥과 외부에 있는 정맥을 이용해 필요할 때 부풀릴 수 있다.

요도 해면체도 음경 해면체처럼 발기한다. 성적으로 흥분하면 굵어지고 길어진다. 요도 해면체는 음경 해면체만큼 두꺼운 백막이 없어서 말랑한 상태까지만 발기한다. 이런 물리적 성질은 외부 충격에 요도가 손상되지 않도록 보호하는 역할을 한다. 성관계나 자위할 때 남성의 음경에는 무척 다양한 종류의 충격들이 가해진다. 앞에서 배웠듯이 요도는 한번 손상되면 지속적으로 내부가 좁아지는 약한 기관이다. 때문에 요도 해면체의 충격 흡수 기능은 무척 중요하다. 발기된 음경 같은 딱딱한 기관 아래에서, 수없는 자위와 다양한 체위에서 요도가 손상 받지 않고 원형을 유지하는 것은 모두 요도 해면체의 말랑한 성질 덕분이다.

음경이라는 기관은 음경 해면체와 요도 해면체로 나눠 생각해야 하는구나? 요도 해면체는 발기했을 때 음경 아래 중간 부분에 만져지는 볼펜 굵기의 관을 말하는 거지?

맞아. 그게 요도 해면체야. 평소 음경이 작은 상태일 때는 오히려 오목하게 만져져. 신경 쓰지 않으면 알아차리기 힘든 곳이지.

요도를 감싼 해면체에 충격 흡수 기능이 숨어 있다니! 늘 당연하다 여기는 것들에 중요한 의미가 숨어 있는 경우가 많은 것 같아.

우리 몸은 회복하는 기능이 있어서 다치더라도 대체로 정상으로 돌아가지만 어떤 기관은 그렇지 않은 경우가 있어. 생명을 위협받거나 치명적인 후유증이 남는 부분도 있지. 그래서 우리 몸을 잘 알고 이해해 두는 게 중요해. 다치고 나서 후회해 봐야 소용없을 때가 많거든.

맞아. 요도를 다치면 요도 속이 좁아진다는 것을 누가 알겠어? 고추 끝으로 오줌이 뿜어져 나오는 것은 너무도 자연스러운 일이라 누구도 깊이 생각하지 않지만, 실제로 요도가 막히면 무서운 일이 발생하잖아.

방광이 터지거나 요독이 쌓여 사람이 죽게 되겠지.

그래. 당연한 것들이 범위에서 벗어났을 때의 위험을 미리 알아 두는 것이 중요할 것 같아. 아까 음경이 부러질 수도 있다고 했는데 그건 무슨 의미야? 사람의 음경에는 뼈가 없는데, 부러진다는 것은 뼈에나 쓰는 말이잖아.

음경 골절은 상징적인 진단명이야. 정확히 표현하면 음경 백막의 파열이지.

백막이라면 음경 해면체를 싸고 있다는 그 질긴 막을 말하는 거야?

그래. 발기해 있을 때 강한 충격이 가해지면 그 백막이 찢어질 수 있어.

그럼 어떤 일이 벌어지는데?

정도에 따라 다르겠지만 일단 발기가 풀리고 음경 주변에 피가 고여 부어올라. 그리고 하루 이틀이 지나면 시커먼 멍이 발생하지. 그런데 이런 증상이 있을 때 얼른 병원에 오지 않으면 더 나쁜 일이 벌어져.

통증이 사라지고 부기가 빠지면 나은 거 아냐? 어떤 나쁜 일이 벌어지는데?

회복 후에도 발기가 잘 되지 않거나, 발기할 때 음경이 90도로 꺾여.

편한 얼굴로 무서운 말을 잘도 하는구나. 자세히 좀 설명해 봐.

인간의 음경에는 뼈가 없다. 사실 인간은 포유류의 여러 동물 중에서 음경에 뼈가 없는 몇 안 되는 특이종이다. 그만큼 동물에서 음경 뼈는 보편적이다. 개를 비롯해 원숭이의 여러 종도 음경 뼈를 가지고 있다. 자연 상태에서 동물들은 느긋하게 교미하기가 어렵다. 언제 잡아먹히거나 공격받을지 모르는 곳이 야생의 세계다. 긴장의 끈을 놓을 수 없는 야생의 특성은 발기라는 작용이 원활히 운영되기 어렵게 만든다. 이럴 때는 해면체의 발기보다는 뼈처럼 딱딱한 지지물을 이용하는 편이 긴 교미 시간을 보장해 준다. 수컷의 정자가 안정적으로 암컷에게 전달된다는 의미다. 실제로 학계는 음경 뼈가 교미 중인 수컷의 삽입 시간을 연장하는 역할을 한다고 설명한다. 같은 원숭이과 동물이라 하더라도 교미 시간을 길게 가지는 종이 음경 뼈가 더 길다는 연구도 있다.

인간은 유인원 중에서도 교미 시간이 긴 편이다. 평균이 5분이며 원하는 시간은 이보다 훨씬 길다. 그런데도 음경 뼈가 없다. 학자들에 의하면 인간의 사회성이 발달하면서 경쟁적인 교미가 아니라 정해진 배우자와의 안정적인 성생활이 가능해짐으로써 음경 뼈가 사라졌다고 한다. 생각해 보면 틀린 말은 아닌데 '무척' 아쉬운 마음이 드는 것은 어쩔 수 없는 일이다.

음경 골절은 꽤 자주 일어난다. 웬만해선 들어 본 적 없겠지만 결코 드물지 않다. 앞서 말했듯 인간의 음경에는 뼈가 없다. 음경 골절이란 진단명은 음경이 뼈에 비할 만큼 단단하게 발기하기에 붙여진 비유적인 이름이다. 발기는 질긴 막에 싸인 해면체에 피가 몰려들어 생기는 신체 변화다. 발기한 음경 속은 당연히 압력이 높다. 그 상태에서 음경에 큰 충격이 가해지면 백막이 찢어진다. 백막이 질기다고 해도 고래 힘줄로 짠 무적의 주머니는 아닌 것이다. 막이 찢어져 혈액이 외부로 흘러나오면 내부 압력이 감소해 발기는 사라진다. 균열이 작아 혈액이 흘러나오지 않은 경우라도 발기가 풀릴 수 있다. 충분한 시간이 지나고 찢어진 자리가 아물고 나서야 (대부분의 경우) 발기력이 서서히 회복된다. 개인적인 생각이지만 백막에 손상이 생겼을 때 발기가 풀리는 것은 아마도 찢어진 균열이 더 커지지 않게 하려는 우리 몸의 보호 작용이 아닐까 한다.

음경 뼈가 없어진 것은 정말 속상한 일이야. 굳이 이 정도로 진화할 이유는 없었는데 말이지.

그러게 말이야. 성관계는 발기라는 작용이 있어야만 가능하지. 이런 상황적 특성 때문에 남자에게 과중한 역할 부담이 지워져 있는 게 사실이야. 음경 뼈가 남아 있었다면 남자들이 좀 더 편한 마음으로 살 텐데 말이야.

음경이 골절되면 나중에 90도로 꺾일 수 있다고 했잖아. 그건 어떤 병이야?

'페이로니병'이야. 음경이 발기하면 한쪽으로 휘는 질병. 주로 음경을 다치거나 음경 골절이 생긴 뒤에 발생해. 약간 휘면 문제가 없는데 방향이 아래를 향하거나 꺾어진 각도가 90도를 넘으면 음경을 여성의 질 속으로 삽입하기가 어려워져서 크게 불편하지. 발기부전이 동반되는 경우도 흔해서 이 질병을 앓는 사람에겐 큰 골칫거리야. 1700년대 프랑스 외과 의사가 이 질환에 대해 처음 언급했는데 그 이름을 따서 페이로니병이라 부르고 있어.

성관계가 어려울 만큼 음경이 휘어지고 발기가 안 되는 무서운 질병이잖아!

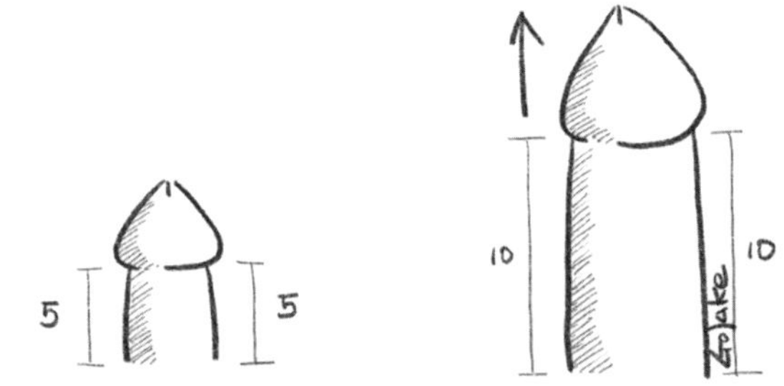

페이로니 경결이 없는 음경이 발기한 모습

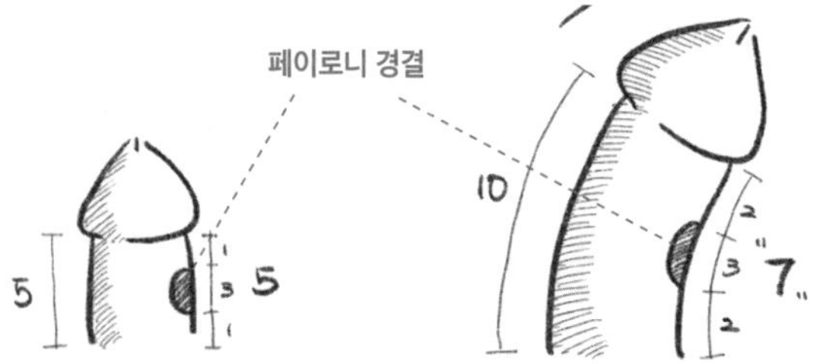

페이로니 경결이 있는 음경이 발기한 모습

[그림 10] 페이로니병의 발병 원리

'페이로니 경결'은 음경 백막에 상처가 생기면 만들어지는 단단한 조직으로, 발기할 때 팽창하지 않아 발기하는 방향에 이상을 만든다. 페이로니 경결이 없는 음경은 좌우 동일하게 길어지면서 직선으로 발기한다. 페이로니 경결이 있는 음경은 발기할 경우, 경결이 있는 부위가 늘어나지 못해 길이 차이가 발생하고, 발기한 음경은 경결이 있는 쪽으로 휘게 된다.

페이로니병에 대하여

음경 백막은 다친 자리가 생기면 나을 때 그 자리가 두꺼워지는 특징이 있다. 백막은 발기라는 변화를 위해 수축과 팽창을 반복하는 유연한 조직이다. 그런데 백막의 일부가 두꺼워져 단단해지면 팽창에 문제가 생긴다. 물론 딱딱한 조직이 있더라도 나머지 부분이 유연하면 발기는 가능하다. 하지만 모든 조직이 균일하게 팽창하지 않으면 음경은 굽게 된다. 다친 쪽의 백막이 원래의 길이만큼 늘어나지 못하는데 다치지 않은 쪽이 길게 팽창하면서 두 해면체 사이의 균형이 깨지는 것이다(그림 10 참고). 백막의 상처가 음경 위에 있으면 음경은 위로 굽게 되고, 좌측에 있으면 좌측으로 굽게 된다. 음경이 휠 수 있는 다양한 방향 중 가장 나쁜 경우는 아래쪽이다. 음경이 아래를 향해 꺾이면 여성의 생식기에 음경을 삽입할 때 상당한 어려움이 생긴다.

페이로니병의 초기 치료는 다친 자리를 부드럽게 만드는데 목적을 둔다. 음경 백막에 생긴 딱딱한 조직은 과하게 모인 섬유질 때문이고, 이곳에 국소적으로 주사를 놓으면 일부에서 반응을 보인다. 주사가 아파 겁이 난다면 먹는 약물 치료를 선택할 수 있지만 결과가 만족스런 편은 아니다.

다친 부위가 넓거나 흉터 조직이 너무 단단하면 약물이나 주사로는 치료가 어려워 수술적 교정의 대상이 된다. 수술 방법은 간단하다. 흉터가 난 자리 반대편에 주름을 잡아 주면 된다. 그러면 양쪽 해면체가 동일한 만큼 발기하게 되고 음경도 똑바로 발기한다. 하지만 여기엔 단점이 있다. 음경의 양쪽을 모두 늘어나지 못하게 잡아 둔 꼴이니 음경 길이가 짧아진다. 이 점을 고려해 음경의 흉터를 도려낸 후 다른 부위에서 떼어 낸 조직을 이식하는 수술법도 있다. 단단한 부분을 도려냈고 반대쪽에 주름도 잡지 않으니 음경이 짧아질 염려가 없다. 하지만 이 수술에도 부작용은 있다. 바로 발기부전이다. 페이로니병의 수술적 치료 부작용은 짧아지거나 발기가 안 되거나 둘 중 하나인 것이다. 페이로니병을 치료할 때는 이렇게 험난한 길이 준비되어 있다. 그러니 음경은 무조건 다치지 말자. 만약 다쳤다면 백막의 상처가 흉터로 단단히 자리 잡기 전에 얼른 병원으로 달려가는 것이 좋다.

무서워! 무섭다고! 난 고추가 작아지는 것도 싫고 꺾이는 것도 싫고 물렁물렁해지는 것도 싫어!

그럼 다치지 않게 조심하면 되겠네.

그런데 말이야, 음경의 백막이 터질 만큼 강한 충격은 언제 일어나지? 고환처럼 공에 맞았을 때인가?

너는 야구할 때 발기하니? 축구나 농구 할 때, 공으로 운동할 때 발기해?

맞다! 발기한 상태에서 강한 충격을 받아야 백막이 터지는 거지? 운동을 하다 백막이 찢어질 염려는 거의 없겠네? 그럼 언제가 가장 위험한 순간일까?
성관계 도중이 가장 위험해.

성관계 중에 다친다고? 여자들이 화가 나서 주먹으로 내려치거나 발로 밟고 그런 거야?
그럴 리가 있냐? 사랑하고 서로의 매력에 반해 가지는 게 성관계야. 범죄에 의한 것이 아니라면 관계 중에 음경을 공격당할 일은 거의 없어. 가끔 너무 흥분해서 세게 깨무는 사람들이 있긴 하지만, 그런 경우도 음경의 피부만 다치지 백막까지 손상되진 않아. 뜻밖에도 음경 손상의 비밀은 체위에 있어.

체위? 정상위, 후배위, 여성 상위 뭐 그런 체위 말이야?
맞아. 네가 말한 것 중에 여성 상위가 문제야.

여성 상위가 뭐가 문제란 말이지? 숨차고 힘들 때 팔 벌리고 가만히 누워 있으면 얼마나 편한데. 그런데 여성 상위에서 어떻게 음경을 다친단 말이지?
여성 상위에도 두 종류가 있어. 삽입한 상태에서 여성이 허리를 이용해 앞뒤로 움직이는 방법이 있고, 무릎과 다리 힘을 이용해 위아래로 움직이는 법이 있어. 이 중에서 위아래 운동에서 음경이 다칠 수 있어.

아래위 운동? 방아찧기 말하는 거니?

듣기 불편하지만, 한번에 이해되는 표현이라 부정하진 않을게. 맞아. 네가 말하는 그거.

방아찍기가 왜, 그게 뭐가 문젠데?

체위에 의한 음경 손상은 삽입 운동의 주체가 누구에게 있느냐에 열쇠가 있다. 정상위와 후배위는 남성이 운동의 주체다. 넣어도 남성이 넣고, 빼도 남성이 뺀다. 이런 상황에서는 음경을 다칠 일이 거의 없다. 삽입 중에 통증이 생기면 즉각 그 동작을 멈추기 때문이다. 반면 여성 상위에선 삽입의 주체를 넘겨 준다. 여성의 움직임으로 피스톤 운동이 일어난다. 앞서 대화에서 말했듯 이 체위는 두 가지 운동이 주를 이룬다. 음경을 완전히 삽입한 상태에서 여성이 허리를 앞뒤로 움직이는 방식과, 여성이 무릎과 다리 힘을 이용해 위아래로 움직이는 방식이 있다. 둘 중 앞뒤로 움직이는 방식은 음경이 질 속에 들어가 있고 동작에 한계가 있기에 음경을 다칠 일이 적다.

하지만 위아래 운동은 사정이 다르다. 남자가 누워 있고 여자가 올라타 있다. 이런 체위에서 위아래 운동이 과해지면 동작 중에 음경이 질에서 빠질 수 있다. 이때 음경이 빠진 상태인지 모르고 여성이 온몸의 체중을 실어 다시 낙하한다고 가정해 보자. 성관계 도중이니 음경은 발기된 상태다. 운이 좋아 음경이 다시 질 속으로 들어가면 다행이다. 그렇지 못한 경우 발기한 음경 위로 체중이 실린 여성의 엉덩이가 그대로 떨어진다. 깔린 음경은 여성의 체중을 견디지 못하고 꺾이게 되는데, 이때 충격이 과하면 음경의 백막은 찢어진다. 그러면 '뚝' 하는 파열음이 난다. 대부분의 음경 골절 환자는 이 소리를 듣는다. 그만큼 특징적인 소리다. 그래서 음경 골절이 의심되는 환자에게 늘 이렇게 질문한다. "관계 도중에 '뚝!' 하는 소리가 음경에서 들리지 않던가요?"

내 소중한 고추가 엉덩이에 찍혀 터진단 말이야? 정말 방아도 함부로 찍을 일이 아니구나.

그 방아찍기 소리 좀 그만할 수 없니?

입에 착착 붙고 좋기만 한데 괜히 점잔 떨고 난리야. 그런데 이제 여성 상위는 무서워졌어. 여자 친구가 올라왔을 땐 앞뒤로만 움직여 달라고 부탁해야겠어.

상하 운동도 못 할 일은 아니야. 남자가 손으로 허리를 잡아서 상하 운동의 범위를 조절해 주면 돼.

아하! 그렇구나. 그런데 음경이 작으면 더 잘 빠지잖아. 그건 사실이지?

음경의 길이가 짧으면 상하 운동에서 빠질 가능성이 커지는 건 사실이지.

그래서 남자들이 음경 확대 수술을 하는 건가? 이런 이야기를 들으니 음경 확대 수술이 갑자기 생각나네. 그런 거 있잖아. 광고에서 '음경 확대! 길이 연장!' 이런 말들을 종종 봤어. 그런 수술들 꼭 필요한 거야? 실제로 많이들 하는 거야?

비뇨기과 전문의들로도 모자라서 일반의나 다른 과 전문의들이 남성의원을 차리는 걸 보면 분명히 수요는 있는 것 같아. 하지만 음경 크기가 정상인 사람이 자신감을 얻고 싶어서 수술을 결정하는 때도 많아. 그리고 진짜 수술이 필요한 음경의 기준은 생각보다 작은 편이야.

정상적인 음경의 크기

음경의 길이 측정은 음경 몸통의 윗부분을 기준으로 한다. 자의 시작점을 최대한 치골에 바짝 붙이고 요도 입구가 있는 귀두 끝까지의 길이를 잰다. 물론 음경 아래를 만져 보면 회음부와 항문 쪽으로 해면체가 더 길게 이어져 있다. 이쪽으로 측정하면 음경의 길이를 더 길게 잴 수 있다. 하지만 음경 길이 측정에 회음부의 음경 해면체를 포함시키진 않는다. 회음부까지 측정 범위를 넓히면 시작점은 명확하지만 끝점이 애매해진다. 게다가 음경 길이를 측정하는 궁극적인 목적은 성관계에서 음경이 어느 정도 삽입될 수 있느냐를 알기 위한 것이다. 일반적인 체위에서 회음부에 있는 음경 해면체는 질 속에 삽입되지 않는다. 음경의 길이를 더 길게 잴 수 없다는 건 아쉽지만, 측정은 음경 위편에서 치골을 기준으로 하는 게 맞다.

음경의 크기를 측정할 때에는, 발기하지 않았을 때의 길이와 둘레, 발기했을 때의 길이와 둘레, 이 네 가지 지표를 본다. 약 만오천 명의 남성을 대상으로 여러 나라의 음경 크기를 집계한 영국의 한 연구에 의하면, 세계 남성의 발기하지 않은 음경의 평균 길이는 9.2센티미터, 둘레는 9.31센티미터였다. 발기한 음경의 평균 길이는 13.1센티미터, 둘레는 11.7센티미터였다. 이와 유사한 다른 연구에서도 평균 크기는 크게 다르지 않다. 평균 음경 길이는 작을 때 9센티미터, 커질 때는 13센티미터, 음경 둘레는 작을 때 9센티미터, 커질 때 12센티미터 정도로 기억하면 편리하겠다. 의학적으로 확대 수술이 필요하다고 여기는 음경의 크기는 발기하지 않은 길이가 4.5센티미터, 잡아당기거나 발기한 길이가 7.5센티미터보다 작을 때다. 수술이 필요한 왜소 음경의 기준은 생각보다 작은 것이다. 실제로 확대 수술을 원해 병원을 방문한 수십 명의 남성을 대상으로 음경의 길이를 측정했을 때, 단 한 명도 의학적인 기준에 부합하는 수술 대상이 아니었다는 연구 결과도 있다.

혹시 가지고 있는 자 없니? 나 지금 자가 몹시 필요해.

이 이야기를 듣고 자를 찾지 않는 남자를 본 적이 없지. 집에 갈 때 편의점에서 자를 사도록 해. 요즘은 편의점에서 문구도 팔더라.

4.5센티미터 이하가 왜소 음경의 기준이라니. 수술이 필요한 음경은 생각보다 작구나.

맞아. 생각보다 남성의 음경은 그렇게 크지 않아. 조사에 따르면 사람들이 생각하는 발기한 음경의 평균 크기는 15센티미터라고 해. 하지만 현실은 13센티미터지.

그럼 자기 음경이 평균보다 작다고 생각하는 사람이 더 많겠는데?

그렇지. 진료하다 보면 자신의 음경이 평균보다 작다고 여기는 사람이 무척 많다는 느낌이 들어. 가끔 진료나 수술 도중에 자신의 음경이 큰 편인지 묻는 사람들이 있어. 그럴 때면 나는 환자들에게 다시 질문하지. "당신은 평균보다 음경이 크다고 생각합니까?" 하고 말이지. 그러면 내가 보기엔 분명히 듬직한 음경을 가지고 있는 사람도 "저는 그저 평균 정도가 아닐까요?" 또는 "그다지 크다고 생각하지는 않습니다"라고 대답하는 경우가 많아.

그럼 너는 뭐라고 말해 주지?

"환자분께선 이 자리에 남자 열 명이 있으면 3등쯤 되는 음경을 가지셨습니다"라고 말해 줘. 그럼 정말 좋아해.

1등이라고 말해 줄 만한 사람은 없었어?

1등은 자기가 1등인지 이미 알고 있어.

역시 1등은 고민하지 않는구나. 그런데 자신의 음경이 크다고 대답하는 사람들은 어느 정도로 큰 사람들이야?

속옷을 내렸을 때 내가 깜짝 놀랄 만큼 큰 사람들이야. 다리를 벌리고 누우면 발기 안 한 음경이 바닥에 닿기도 해. 하지만 그런 사람들은 그렇게 많지 않아. 무척 다행스럽게도 말이지.

정말 정말 다행이다. 그러면 남자들은 왜 그렇게 자신의 음경을 작다고 여기는 걸까?

아마도 포르노 때문일 거야. 다른 남자가 발기한 모습을 볼 기회가 포르노뿐이고, 거기에 출연한 배우들은 대부분 음경이 크니까.

하긴 그 사람들 대단하지. 가끔은 발기하면 배꼽에 닿지 않을까 하는 사람도 있더라고.

그런 사람은 소수일 뿐이야. 연예인처럼 예쁜 여자나 잘생긴 남자가 몇 없는 것처럼. 대부분은 평범한 얼굴을 하고 있지. 텔레비전에 아무리 잘생기고 예쁜 사람들이 나와도 일반인들이 상처받지 않는 이유는 우리가 얼굴을 드러내고 다니기 때문이야. 평범한 얼굴이 보통이란 걸 아는 거지. 그런데 음경은 그렇지 않아. 발기한 음경을 볼 수 있는 건 포르노 배우와 자신뿐이야. 어찌 보면 우리 모두는 포르노 배우와 일대일로 이미지 싸움을 하는 거라고.

정말 그렇네? 생각해 보면 목욕탕에서 친구들의 발기 안 한 고추는 봤어도 발기한 건 못 본 것 같아. 그런데 발기 안 한 고추가 크면 발기한 고추도 큰 거 아냐?

그렇진 않아. 음경은 발기하지 않은 크기에서 두 배에서 세 배까지 부피 변화를 일으켜. 그 배율은 사람마다 다르지. 작을 땐 만만해 보여도 커지면 짱짱한 고추들이 얼마든지 있다고.

그러고 보면 미디어의 영향이 정말 큰 것 같아. 성관계에 대한 이미지는 대부분 어릴 때 포르노를 통해 만들어지잖아. 정상보다 큰 음경을 가진 사람들만 보면서 자신의 것은 늘 작다는 생각을 가지고 성장하면 성인이 되어도 성적으로 위축되는 경우가 많겠어.

맞아. 게다가 여자들도 포르노를 통해 성적 이미지를 구축하는 경우가 많지. 포르노 배우의 음경을 표준으로 여겨서, 발기한 음경은 15센티미터 이상이고 성관계의 표준은 20분이라고 생각할지도 몰라. 60분짜리 포르노 동영상을 생각해 봐. 보통 성관계 시간이 20분이 넘지. 애무나 페팅 같은 시간을 빼더라도 10분 이상은 삽입 시간을 가져. 그건 그런 성관계가 가능한 사람을 섭외했거나, 발기가 지속되는 약물을 사용했거나, 영화적 편집 기술을 이용했기 때문이야. 그런데 현실의 남성들은 그렇지 않아. 발기한 평균 길이가 13센티미터에, 평균 삽입 시간은 5분 정도인 데다, 편집 기술의 힘을 빌릴 수도 없지. 머릿속 이미지와 현실 사이의 괴리가 큰 거야. 물론 80퍼센트 정도의 여성들은 남성의 음경 크기를 그다지 신경 쓰지 않는다고 해. 신체적 교감을 더 중요시하지. 하지만 20퍼센트의 여성이라도 음경 크기에 의미를 두고 불만을 호소한다면, 평균적일 뿐인 남자는 그런 평가에서 느긋하기가 무척 힘들지.

그럼 멀쩡한 음경을 붙잡고 남성 의원으로 달려가겠군.
필요 없는 수술을 받게 되겠지. 나는 솔직히 음경 평균 크기가 13센티미터라는 연구 결과도 과하다고 생각해.

왜 그렇게 생각해? 과학적인 조사 결과잖아.
그 연구들은 한 사람의 전문가가 모든 실험 대상자들을 동일한 기준으로 잰 결과가 아니야. 연구자들도 제각각인 데다 대상자 본인이 자신의 음경 길이를 재서 보고하는 방식으로 정보를 모았어. 그러니 측정이 정확하지 않았을 가능성이 커. 세다가 최근 한 연구에서, 남성에게 자신의 음경 크기를 측정해 보고하라고 하면 실제보다 크게 적는다는 결과가 나왔어. 지금까지의 연구들은 모두 자기 자신이 음경의 크기를 재는 방식이었으니, 그들이 적어낸 결과 또한 부풀려졌을 가능성이 큰 거야. 그런 점을 감안한다면 발기한 음경의 평균 크기는 12센티미터 정도로 생각하는 것이 합리적이라고 봐.

우와, 정말 고맙다! 난 드디어 평균보다 음경이 1센티미터 큰 사람이 되었어! 수술도 안 했는데 고추가 길어진 기분이야.

몸에 대해 정확히 알아야 불필요한 오해가 사라져. 섹스란 무엇보다 자신감이 중요해. 자신의 음경이 정상이라는 믿음과 성관계를 가지게 된 수컷으로서의 기쁨. 나는 이 두 가지가 섹스의 성패를 좌우한다 생각해. 자신의 음경을 쓸데없이 폄하해서 필요 없는 수술을 받거나 자신감 없이 살아가면 곤란해. 정확한 지식과 이를 통한 상황의 이해. 이런 것이 건강한 성생활의 지름길인 거지.

네 덕에 자신감이 일 미터쯤 자랐어. 내 고추는 큰 고추. 여성 상위는 허리 잡고!

이 긴 내용을 두 문장으로 정리하는 너는 천재일지도 몰라!

마치며

1.

"돈을 많이 벌고 싶어서 의대에 왔어."

정확하게 그렇게 대답했다. 동갑내기 친구들과 대학가의 어느 술집에서 소주잔을 기울이고 있던 자리였고 내 나이는 스무 살이었다. 고교 시절 그룹 과외를 하던 친구들이 주축인 나름 괜찮은 집안의 아이들 모임이었다. 의과대학생이 두셋 있었고 나머지는 다른 과목을 전공하는 친구들이었다. 나는 내 친구의 소개로 우연히 그 모임에 들른 참이었다. 어릴 때부터 부모의 관심과 물질적인 지원을 듬뿍 받은 아이들의 대화에는 흠잡을 데 없는 생기가 있었다. 모두가 친절했고 활발했다. 그중 한 친구가 환하게 웃으며 나에게 물었다. 너는 왜 의과대학에 들어갔냐고.

나는 그 이유를 가감 없이 알려 주었다. 잠깐의 어색함이 자리에 머물렀다.

가난한 집에서 태어났다. 빚에 쫓겨 다닐 정도는 아니었지만 가진 돈도 없었다. 부모님은 어린 나이에 가정을 꾸렸고, 나는 그들이 사회 속에서 자리 잡아 가는 과정과 함께 성장해야 했다. 1980년대 '소값 파동'으로, 물려받은 작은 집마저 날아간 우리 가족은 안정적인 수입을 찾아 십 년이 넘도록 이곳저곳을 헤매야 했다. 덕분에 나는 아홉 곳의 초등학교에 다녔고, 대학생이 되기 전까지 열여섯 번의 이삿짐을 꾸렸다. 이런 고생 속에서도 의지를 잃지 않던 어머니는 종종 나를 세워 두고 말씀하셨다. "우리 집은 가난해서 장사 밑천을 만들어 줄 수 없다. 너는 허약해서 운동으로 먹고살 수도 없어. 공부만이 길이다. 지금과 다르게 사는 길은 그것뿐이야." 그 말에는 힘이 있었다. 엄마만큼이나 나도 가난이 싫었기에 좋은 성적을 유지하려 노력했다. 내게 공부 머리가 있다고 판단한 어머니는 어느 순간부터 돈벌이가 아닌 나의 교육을 위해 집을 옮기기 시작했고, 나를 대도시 명문 고등학교에 진학시켰다.

내가 입학한 학교는 강력한 체벌과 상식 이상의 공부를 시키는 것으로 유명했다. 본인 의사와 관계없이 반에서 10등 안에 드는 아이들을 모아 매일 자정까지 야간 자습을 시켰다. 자정에는 버스가 없었기에 먼 곳에 사는 아이들은 부모가 데리러 와야 했다. 그 덕에 밤 12시 교문 앞에 길게 늘어선 자가용의 행렬은 그 시절 그 동네의 구경거리였다. 학교가 위치한 지역이 부촌이었기에 90년대 중반임에도 줄지은 자가용의 많은 수가 외국산이거나 대형 세단이었다. 나는 매일 밤 그런 수십 대의 고급 차량을 지나 행렬의 가장 뒤에 있는 엄마의 포터, '팔공산 두부'라는 글자가 크게 새겨진 낡은 화물차에 올라탔다. 당시 어머니는 두부 도매업을 하고 있었기에 차 근처에만 가도 숙명적인 쉰내가 났다. 차 문을 열면 내 나이 열여섯 살에 태어난 늦둥이 남동생이 보조석에 누워 옹알이를 하고 있었다.

나는 꿈을 가지게 되었다. 돈을 많이 버는 사람이 되겠다고. 유능한 가장이 되어 내 가족은 가난에 허덕이지 않게 하겠다고. 집안을 일으켜 부모님을 편히 살게 해 드리고, 동생을 좋은 학교에 보내며, 경제적인 걱정이 없는 화목한 가정을 꾸리겠다고. 반은 노력으로 반은 오기로 공부했고, 운이 좋게도 의과대학에 합격했다. 의사가 되어 좋은 병원에 취직하게 되었고 능력을 인정받아 정식 원장이 되었다. 그리고 내가 그렇게 성장하는 동안 부모님도 사업이 순풍을 타면서 나름 깨끗한 아파트와 작은 가게를 가지게 되었다. 어린 동생은 늘 우수한 성적을 유지하더니 나보다 훨씬 좋은 대학에 입학했다. 나는 30대 중반에 결혼해 누가 봐도 행복한 가정을 이루었다. 양가 부모님 모두 건강했다. 딱히 걱정할 일이 없었다. 서른 후반 나이에 어릴 적 열망하던 대부분이 내 손에 들어왔다. 그리고 나는 마음의 병을 얻었다.

이유 없이 무거워지는 마음을 견딜 수가 없었다. 답답하고 공허했다. 지킬 것이 있고 해야 할 일이 있음에도 삶의 뚜렷한 목적을 알 수 없었다. 공허함은 자책으로 이어져, 저지른 작은 실수에 얽매이고 곱씹으며 스스로를 혹평했다. 가을이 오는 것이 두려울 만큼 계절적인 감정 기복을 겪게 되었다. 상쾌한 아침 숲길을 걷다가 나도 모르게 주르륵 눈물을 흘리는 날도 있었다. 밝은 성격을 능숙하게 연기했기에 주변 사람들은 알아차리지 못했지만, 나의 마음은 이유도 모른 채 조용히 부패해 갔다. 내 속마음을 들은 선배들은 그럴 때 골프를 시작하는 것이라 일러 주었다. 쉽게 익히기 어렵고 높은 집중을 요하는 스포츠라서 거기에 빠져 있으면 많은 것들을 잊을 수 있다는 게 추천의 이유였다. 하지만 골프는 나에게 큰 의미가 되지 못했다. 내 고통은 잊어야 할 무엇이 있어 생긴 것이 아니었다. 근본적인 원인은 전혀 다른 곳에 있었고 나는 그것이 무엇인지 도무지 알 수 없었다.

그러던 어느 날 한 술자리에서 그 사람에 관한 이야기를 들었다. 민간 우주 항공사를 통해 우주 사업을 추진하는 그의 이야기는 들어도 들어도 끝이 없었다. 그가 이루어 낸 혁신의 역사는 공상과학 영화를 실제로 오해한 게 아닌가 싶은 수준이었다. 다음날 그에 대해 진지하게 검색했다. 그리고 '팰컨 헤비 로켓'의 발사 영상을 마주하게 되었다. 엄청난 크기의 로켓이 우주를 향해 날아갔고, 그의 스포츠카가 화성 궤도를 향해 보내졌으며, 로켓을 밀어 올린 추진체 두 기가 정돈된 모습으로 지상에 착륙하는 장면이 담겨 있었다. 소름이 돋았다. 발사의 성공을 확인하며 그가 내지른 환호의 비명. 그의 얼굴에는 어느 개척자에게서도 보지 못한 기쁨과 자부심이 넘쳐흘렀다. 나는 그에게 완전히 빠져들고 말았다. 자료를 찾기 시작했다. 워낙 유명한 사람이었기에 누구인지 알아내는 일은 그리 어렵지 않았다. 최고의 혁명가로 그를 추앙하는 사람들도 있었지만, 거침없는 말버릇과 기이한 행동 탓에 사기꾼이라 생각하는 사람들도 적지 않았다. 하지만 그는 착실히 자기 말들을 현실화시켰고, 의심하는 사람보다는 신뢰하는 사람의 수가 점점 늘어났다. 어느 날 나는 화성 인류 이주 계획에 관한 그의 인터뷰 영상을 보게 되었다. 그는 삶의 목표에 대한 여러 질문을 받다가 이런 대답을 남겼다.

> "I just think there have to be reasons that you get up in the morning and you want to live."
> "당신이 아침에 일어나면 그날을 살아가고 싶게 만들 이유가 있어야 한다고 생각합니다."

종이 울리듯 머릿속에 파동이 일었다. 다른 행성에 사람이 살 수 있게 만드는 것. 지구 밖에서도 사람이 살 수 있다는 것을 증명하는 것. 그는 그가 하루를 살아가고 싶게 만드는 이유를 나에게 알려 주었다. 그리고 나도 그처럼 하루를 살아갈 어떤 이유를 품고 있기를 바란다는 메시지를 보내왔다. 생각했다. 나는 무엇을 위해 오늘을 살고 있는가? 오늘 아침 무엇을 위해 눈을 떴는가?

알게 되었다. 내 마음의 공허함은 바라볼 꿈이 사라졌기에 나타난 것임을. 내게 필요한 것은 삶의 원동력이 될 다음 목표란 것을. 그날 이후 목표로 삼을 꿈을 찾기 시작했다. 그것은 즉각적인 보상을 얻을 수 있는 만만한 것이 아니라 오랜 시간을 쏟아야 할 만큼 커다란 것이어야 했다. 꿈이 없어 휘청거리는 불행한 마음을 다시는 겪고 싶지 않았다. 나는 종이와 연필을 꺼내 두고 할 수 있는 일과 이루고 싶은 목표들을 적어 보고, 불가능한 부분을 지워 나가기 시작했다.

그렇게 지내기를 몇 개월. 오랜 고민 끝에 알게 된 것은 그것이 '의사로서 해낼 수 있는 범위' 안에 있어야 한다는 것이었다. 전혀 해 보지 않은 일에서 큰 목표를 이루기엔 이미 인생의 반을 써 버렸다. 동네 병원 의사가 된 지 십 년이 넘은 나의 삶. 의사로서의 진로가 거의 확고하게 굳어져 새로운 길을 계획하기엔 늦은 인생에서 새롭게 바라볼 커다란 목표를 찾는 것은 간단한 일이 아니었다. 여러 계획들이 머릿속에 그려지다 사라지기를 반복했다. 가끔 그럴듯한 계획이 생기기도 했지만, 어느 순간 실현 가능성의 고리가 끊어지면서 목표로서의 자격을 잃고 사라졌다. 그러던 나는, 칠전팔기의 노력 끝에 눈부시게 성공한 사업가의 강연에서 중요한 힌트를 얻게 되었다. 그는 성공할 사업 아이템을 어떻게 포착할 수 있는지에 대한 질문에 이런 답변을 남겼다.

"사람들이 불편해 하는 것을 해결해 줄 수 있는 그 어떤 것도 성공할 사업 아이템이 될 수 있습니다."

그가 말한 것은 사업이고 내가 원한 것은 목표였지만 나는 이 말에서 중요한 방향성을 얻었다. "내가 가진 능력 안에서 해결할 수 있는 사람들의 불편은 어떤 것이 있을까?" 고민은 방향성을 갖게 되었고 빠른 속도로 구체화되기 시작했다.

사실 비뇨기과는 그 이름 자체가 불편을 의미한다. 비뇨기과 질환은 가지는 것만으로도 수치스러울 수 있고, 누군가와 터놓고 상담하기 어려우며, 심의 문제로 방송에서도 자주 다루지 않는다. 가능하면 겪고 싶지 않고, 가지게 된다 해도 쉽게 병원에 갈 마음이 들지 않는다. 그런데 우리의 성생활과 배뇨를 담당하는 비뇨기관이 아무런 문제가 일어나지 않을 만큼 튼튼하거나, 병 들었을 때 내버려 둬도 될 만큼 별것 아닌 부분일까? 전혀 그렇지 않다. 생식기와 비뇨기는 무척이나 민감하고 쉽게 망가질 수 있으며 그것의 중요성은 상상을 초월한다.

그럼 비뇨기과 질환은 얼마나 많은 이들에게 발생할까? 나이가 들면 심장이나 신장 기능이 떨어질 수 있다. 뇌 기능이 망가지거나 치매가 생기기도 한다. 하지만 모든 사람이 각각의 질환들을 모두 겪지는 않는다. 겪는다 해도 고혈압이나 당뇨처럼 본인은 정작 느끼지 못하는 경우도 많다. 그런데 비뇨기과 질환은 그렇지 않다. 갑작스런 사고로 젊은 나이에 삶이 끝나 버리지 않는 이상 대부분의 사람들에게서 나타난다. 비뇨기과 질환의 많은 부분이 노인성 질환이기 때문이다. 즉 장수하면 할수록 비뇨기과를 멀리할 수 없다. 정신과나 신경과, 재활의학과나 순환기 내과를 한 번도 들르지 않고 죽을 수는 있어도, 비뇨기과 의사를 단 한 번도 만나지 않고 살아가긴 어렵다. 그리고 그렇게 겪게 되는 비뇨기과 질환들은 하나같이 불편하고 괴로우며 삶의 질과 자신감에 막대한 영향을 미친다.

그런데 여기에 관한 많은 궁금증을 해소하고 비뇨기관을 건강하게 유지할 건전한 자료들은 너무도 찾기가 어려운 게 현실이다. 올바른 지식 구하기가 어려운 반면 상황은 답답하고 병원에 가기는 싫으니, 이를 악용해 효과가 없는 물건을 팔거나 별것 아닌 것을 대단한 해결책인 양 제시하는 사람들이 판을 친다. 각종 포털에선 효과가 의심스러운 민간요법들이 넘쳐 나고, 검증되지 않은 약물 광고가 버젓이 인터넷 신문을 도배하고 있다.

비뇨기과 의사로서 가장 화가 나는 일은 이런 미봉책에 정신이 팔려 멀쩡한 몸을 다쳐서 병원에 오거나, 치료의 적기를 놓쳐 생명을 잃는 환자들을 마주할 때다. 전립선비대증을 민간요법에 의지해 몇 년을 방치하다 방광과 신장의 기능을 모두 잃은 영감님, 무허가 물질로 음경을 확대하다 음경의 피부가 모두 썩어 버린 청년, 차일피일 병원 방문을 미루며 건강기능식품으로 버텨 오다 전립선암의 수술 시기를 놓쳐 버린 중년 남성. 효과가 입증되지 않는 음경 확대 기구를 사용하다 상처 입은 음경을 붙들고 병원으로 달려온 고등학생까지. 이런 답답한 경우를 수도 없이 지켜보며 알게 된 것은 올바른 비뇨기과 정보가 사회에 제대로 공급되어 있지 않다는 점이다.

사람들은 정보의 홍수 속에서 유독 비뇨기과에 대해서만은 갈피를 잡지 못하고 있으며, 그것은 수많은 문제와 불편을 만들어 내고 있었다. 비뇨기과라는 영역에 존재하는 불편이 무엇인지, 그리고 그 크기가 어느 정도인지 나는 확실하게 알고 있었다. 내가 이 거대한 불편을 해결해 줄 대책을 마련할 수 있다면, 그럴 수만 있다면 나는 성공을 넘어 행복해질 수 있을 거란 확신이 들었다.

목표가 선명해지자 방법을 찾기 시작했다. 내 목표는 올바른 의학 정보를 알리는 일이니 영상을 만들고 책을 쓰자는 결론에 닿았다. 먼저 유튜브에 업로드된 비뇨기과 정보를 검색해 보았다. 경쟁자는 없는지, 자리 잡은 선도 주자는 없는지 알아보았다.

예상대로 국내에선 몇몇 의사들이 병원을 홍보하기 위해 채널을 운영 중이었다. 하지만 병원 광고가 아닌 의학 정보 자체에 집중하는 의사는 많지 않았다. 해외도 마찬가지였다. 내가 세운 목표는 무척 힘들긴 하지만 실현 가능한 선 안에 있었고, 심지어 경쟁자도 많지 않았다. 그날로부터 나는 빠져 있던 술독에서 기어 나왔다. 자료를 조사하고 건강 콘텐츠를 제작하는 일을 시작했다. 쉽게 읽히는 책을 쓰고 싶어 글쓰기 강좌도 들으러 다녔다. 여가의 반은 글을 썼고, 반은 의학 영상을 찍기 위한 대본을 썼다.

물론 새로운 꿈을 찾았다고 해서 마음의 병이 깃털처럼 날아가진 않았다. 아쉽지만 그렇다. 삶의 굴레는 그리 가볍고 단조롭지 않은 것이다. 다만 예전과 다른 점은 표류하지 않는다는 것. 이제는 감정의 조류에 휩쓸려 이유도 모른 채 흔들리지는 않게 되었다. 나아갈 방향을 바라보며 그 순간이 지나가길 기다리는 힘이 생겼다. 그런 식으로 삶에 대한 자신감이 조금씩 쌓여간다는 느낌이 들 때였을까? 좋은 일만 이어지던 우리 집에 나쁜 소식들이 찾아들기 시작했다. 먼저 늘 마음으로 의지하던 어머니가 뇌출혈로 쓰러지셨다. 뒤이어 다른 가족들의 건강이 차례로 망가졌다. 거기에 기둥뿌리가 흔들릴 만큼 큰 사건들이 몇 차례 더 벌어졌다. 누가 봐도 나는 곤경에 처한 상태였으며, 두 해가 넘는 긴 시간을 불안정한 마음으로 보내야 했다. 그리곤 바이러스 팬데믹의 시대가 찾아왔다. 그런데도 나는 잘 버텨 냈다.

몇몇 주변 사람들이 우울증을 말했지만 나는 크게 휘둘리지 않고 다가오는 상황들을 묵묵히 해결했다. 사랑하는 가족이 있고, 하루를 살아갈 이유가 있으며, 나아갈 곳이 있기 때문이다. 잘 살기 위한 노력을 넘어 목표를 향해 꾸준히 나아가는 삶은 이렇듯 마음속 단단한 심지를 만들어 주었다.

이렇게 나는 첫 책의 결실을 이루었다.

2.

영어 유치원 신입생의 자기 소개 같아 쑥스럽지만, 내 영어 이름은 '제이콥'이다. 십여 년 전 미국인 친구들과 어울릴 때 생긴 이름이며, 성경 속 '야곱'이란 인물의 영어식 표현이다. 나는 야곱이라는 인물을 무척 좋아한다. 그는 집안의 둘째 아들이었다. 그는 꾀를 내어 장남의 권리를 빼앗고, 맏아들이 받게 될 아버지의 축복마저 가로챘다. 화난 형이 두려웠던 그는 집에서 도망을 나와 외갓집에서 살다가 오랜 시간이 지나서야 집으로 돌아온다. 돌아오는 길에 야곱은 천사를 만나게 되고 그 다리에 매달려 하늘의 축복을 내려 주길 간청한다. 집요하게 매달리는 그에게서 벗어나기 위해 천사는 그의 엉덩이뼈를 부러뜨린다. 그래도 그는 포기하지 않는다. 날이 밝도록 매달린 팔을 풀지 않자 천사는 결국 항복하고 그의 부탁을 들어주고 만다.

그는 타고난 것에 만족하지 않았다. 꾀를 내기도 하고 처절하게 매달리기도 할지언정 결국 원하는 것을 얻어 냈다. 나는 그의 그런 집요함이 좋다. 가질 수 없다고 여겨지는 것을 포기하지 않고 끝까지 매달려 얻어 내는 그의 근성을 사랑한다. 그런 이유로 나는 '야곱'을 바탕으로 필명을 만들었다. 그의 이름을 빌려, 이루기 어려운 목표에 집요하게 매달려 보기로 한 것이다.

한국에선 성씨를 앞에 두고 이름을 뒤에 놓는다. 서양에선 반대가 된다. 그런 기준으로 나는 '제이콥'의 마지막 글자를 성씨인 양 떼어 앞으로 보냈다. 그렇게 만들어진 것이 '고제익'이란 내 필명이다. 나는 책과 인터넷 매체에서 본래의 이름과 일하는 병원을 밝히지 않고 있다. 필명을 쓰는 가장 큰 이유는 내가 하고 싶은 이야기를 마음껏 하기 위해서다. 사회에 필요한 의학 정보를 알리는 일에 개인적인 이익이나 같은 계열 종사자들의 의견에 영향 받지 않고 싶기 때문이다.

3.

세상에 대한 호기심과 예술에 대한 열정을 물려주신 아버지께 감사드린다. 역경을 견디는 의지와 목표를 놓지 않는 끈기를 보여 주신 어머니께 감사드린다. 함께 세상에 태어나 같은 길을 걷고 있는 든든한 동생에게 감사한다. 예민하고 불안정한 사람을 성실한 가장으로 바꾸어 준 마음 튼튼한 아내에게 감사한다. 세상 가장 아름다운 순간들을 나에게 선사해 주는 아이들에게 감사한다. 비뇨기과의 길을 걷게 해 준, 자신이 아는 모든 것을 가르쳐 준 나의 선배님께 감사드린다. 비뇨의학과 전문의로서 떳떳이 누군가를 치료할 수 있게 지도해 주신 지도 교수님들께 감사드린다. 명성이나 수입보다 환자에 집중하라는 선명한 비전을 제시해 주신 대표 원장님께 감사드린다. 영화와 인문학의 세계를 열어 주고 글을 쓸 힘과 용기를 내 손에 쥐여 주신 홈런볼 님께 감사드린다. 틀린 이야기를 세상에 내놓지 않도록 지식과 경험을 나누어 준 비뇨기과 전문의 동기들에게 감사한다. 건강이란 주제를 세상에 펼칠 수 있게 도와준 피톨로지 단원 모두에게 감사드린다. 지금껏 나를 성장시켜 준 나의 모든 환자분께 감사드린다.

무엇보다 이 책을 사서 여기까지 읽어 준 당신께 깊은 감사를 드린다.

남성의 중심

비뇨기과 전문의가 들려주는 남자의 몸 이야기

초판 1쇄 발행 2022년 9월 26일

지은이 고제익
펴낸이 오은지
편집 오은지 변우빈
표지 일러스트 JUNO
디자인 김은영
제작 세걸음

펴낸곳 도서출판 한티재
출판등록 2010년 4월 12일 제2010-000010호
주소 42087 대구시 수성구 달구벌대로 492길 15
전화 053-743-8368 팩스 053-743-8367
이메일 hantibooks@gmail.com 블로그 blog.naver.com/hanti_books
한티재 온라인 책창고 hantijae-bookstore.com

ISBN 979-11-92455-13-6 03510